D. Tafrali

MedAT 1000 BMS-Übungen (Band 3)

Für Nero

Deniz Tafrali

MedAT 1000 BMS-Übungen (Band 3)

Aufgaben für den BMS

1. Auflage

ELSEVIER

Elsevier GmbH, Bernhard-Wicki-Str. 5, 80636 München, Deutschland
Wir freuen uns über Ihr Feedback und Ihre Anregungen an kundendienst@elsevier.com

ISBN 978-3-437-41363-6 eISBN 978-3-437-06446-3

Aus Gründen der Barrierefreiheit sind die Bilder in elektronischen Ausgaben dieses Buches mit Alt-Text-Beschreibungen (Alternativ-Text) versehen, die von Elsevier bereitgestellt werden. Mehr Informationen erhalten Sie unter https://www.elsevier.com/about/accessibility.

Bücher und Zeitschriften, die von Elsevier veröffentlicht werden, entsprechen den geltenden Produktsicherheitsanforderungen. Für etwaige Bedenken oder Fragen zur Produktsicherheit wenden Sie sich bitte an unseren autorisierten Vertreter, Elsevier B.V., productsafety@elsevier.com.

Elsevier nimmt eine neutrale Position in Bezug auf territoriale Meinungsverschiedenheiten oder Zuständigkeitsansprüche in seinen veröffentlichten Inhalten ein, einschließlich Landkarten und institutionellen Zugehörigkeiten.

1. Auflage 2026

Wichtiger Hinweis: Die medizinischen Wissenschaften unterliegen einem sehr schnellen Wissenszuwachs. Der stetige Wandel von Methoden, Wirkstoffen und Erkenntnissen ist allen an diesem Werk Beteiligten bewusst. Sowohl der Verlag als auch die Autorinnen und Autoren und alle, die an der Entstehung dieses Werkes beteiligt waren, haben große Sorgfalt darauf verwandt, dass die Angaben zu Methoden, Anweisungen, Produkten, Anwendungen oder Konzepten dem aktuellen Wissensstand zum Zeitpunkt der Fertigstellung des Werkes entsprechen.
Der Verlag kann jedoch keine Gewähr für Angaben zu Dosierung und Applikationsformen übernehmen. Es sollte stets eine unabhängige und sorgfältige Überprüfung von Diagnosen und Arzneimitteldosierungen sowie möglicher Kontraindikationen erfolgen. Jede Dosierung oder Applikation liegt in der Verantwortung der Anwenderin oder des Anwenders. Die Elsevier GmbH, die Autorinnen und Autoren und alle, die an der Entstehung des Werkes mitgewirkt haben, können keinerlei Haftung in Bezug auf jegliche Verletzung und/oder Schäden an Personen oder Eigentum, im Rahmen von Produkthaftung, Fahrlässigkeit oder anderweitig übernehmen.
Dieses Buch enthält Links zu externen Webseiten Dritter, auf deren Inhalte wir keinen Einfluss haben. Deshalb können wir für diese fremden Inhalte auch keine Gewähr übernehmen. Für die Inhalte der verlinkten Seiten ist stets der jeweilige Anbieter oder Betreiber der Seiten verantwortlich. Eine Überprüfung der Inhalte der von uns verlinkten externen Seiten ohne tatsächliche und konkrete Anhaltspunkte für einen Rechtsverstoß leisten wir nicht. Falls uns aber entsprechende Hinweise bekannt werden, werden wir unverzüglich eine Überprüfung, soweit möglich, einleiten und die dabei erzielten Ergebnisse bei Neuauflagen berücksichtigen.

Für die Vollständigkeit und Auswahl der aufgeführten Medikamente übernimmt der Verlag keine Gewähr.
Geschützte Warennamen (Warenzeichen) werden in der Regel besonders kenntlich gemacht (®). Aus dem Fehlen eines solchen Hinweises kann jedoch nicht automatisch geschlossen werden, dass es sich um einen freien Warennamen handelt.

Bibliografische Information der Deutschen Nationalbibliothek
Die Deutsche Nationalbibliothek verzeichnet diese Publikation in der Deutschen Nationalbibliografie; detaillierte bibliografische Daten sind im Internet über https://www.dnb.de abrufbar.

26 27 28 29 30 5 4 3 2 1

In ihren Veröffentlichungen verfolgt die Elsevier GmbH das Ziel, genderneutrale Formulierungen für Personengruppen zu verwenden. Um jedoch den Textfluss nicht zu stören sowie die gestalterische Freiheit nicht einzuschränken, wurden bisweilen Kompromisse eingegangen. Selbstverständlich sind **immer alle Geschlechter** gemeint.

Planung: Veronika Rojacher; Projektmanagement: Elisabeth Märtz, Martina Gärtner, Andreas Rumpf
Redaktion, Bildredaktion und Herstellung: Hildegard Graf, Germering
Rechteklärung: Katja Sieger-Schauer, München
Satz: Thomson Digital, Noida/Indien
Druck und Bindung: EGEDSA, Sabadell (Barcelona)/Spanien
Umschlaggestaltung: SpieszDesign, Neu-Ulm; Titelfotografie: © JFL Photography/stock.adobe.com

Aktuelle Informationen finden Sie im Internet unter **www.elsevier.de**

Vorwort

Liebe Leserinnen und Leser,
sieben Jahre nach Erscheinen des ersten *Lernskripts für den BMS* haben wir uns dazu entschieden, unser Angebot für den MedAT auszubauen. Dieses Buch ist Teil von insgesamt vier Bänden, die euch eine umfassende, kongruente und hocheffektive Vorbereitung für den MedAT bieten sollen.
Der Inhalt der Bände gestaltet sich wie folgt:

- **Band 1:** Das umfassendste Buch für den Lernstoff des BMS-Testteils des MedAT.
- **Band 2:** Tiefergehende Inhalte und hocheffiziente Bearbeitungsstrategien für die KFF, SEK und TV sowie MF (MedAT-Z)*.
- **Band 3:** 1000 Übungsaufgaben für den BMS-Teil sowie 60 altfragentypische Übungen und 40 extrem schwere Aufgaben.
- **Band 4:** Vollständige Testsimulationen und Lehrtexte mit allen Informationen zum MedAT, Best Practices in der Vorbereitung, Informationen zu Bewerbern etc. Auch hier gibt es spezielle Testsimulationen für den MedAT-Z.*

Dieses Kompendium wird durch einen Lernplan gebündelt, den wir aus 13 Jahren Erfahrung mit dem MedAT erarbeitet haben. Ihr findet ihn sowohl gedruckt in den Büchern als auch als Poster, wenn ihr das Kompendium gekauft habt.

Wie funktioniert die Vorbereitung mit unserem-Kompendium?

Die inhaltliche Vorbereitung auf den MedAT beginnt im April mit dem Durchlesen des Informationsteils aus Band 4 am ersten Tag, damit ihr alle notwendigen Informationen für eure Vorbereitung erhaltet. Am nächsten Tag folgt eine Testsimulation aus demselben Band, wie im Lernplan eingetragen, damit ihr einen Startpunkt für euren Gesamtwert habt. Anschließend arbeitet ihr täglich die Informationen aus Band 2 durch und beginnt dann mit den Themen des BMS aus Band 1.

Bis Anfang/Mitte Mai konzentriert ihr euch ganztags auf den wichtigsten Lernteil des MedAT, den Biologie-Teil des BMS. Kurz bevor ihr mit Chemie beginnt, solltet ihr morgens BMS lernen und nachmittags entsprechend dem Ablauf des MedAT Übungen zu KFF, SEK und TV (bzw. MF bei MedAT-Z) machen. Ende Mai absolviert ihr dann eine zweite Testsimulation mit Band 4, um euren Lernfortschritt zu überprüfen. Bis Anfang/Mitte Juni solltet ihr alle Themen des MedAT durchgearbeitet haben. Danach bearbeitet ihr morgens nur noch BMS-Aufgaben mit Band 4, bis ihr Ende Juni die letzte Testsimulation absolviert. Dadurch habt ihr drei Testwerte und könnt euren Lernfortschritt über drei Monate klug beurteilen. In der letzten Woche solltet ihr dann, sofern noch nötig, an euren Schwächen arbeiten.

Eine weitere Neuerung unserer Bände ist, dass wir Lösungen, Antwortbögen und Erklärungen als PDF zum Download bereitstellen werden. Wir glauben, dass es für euch einfacher ist, eure Lösungs- oder Antwortbögen auszudrucken und sie neben euren Übungs- und Testheften zu haben, statt im Buch immer nach hinten blättern zu müssen. Die Lösungen und Erklärungen für die Bände 3 und 4 bieten wir deshalb als PDFs an, damit ihr euch beim hochkonzentrierten Bearbeiten der Übungen und Testsimulationen weder an der Dicke des Buches stört noch aus Versehen die Erklärungen lest, wenn ihr das Buch durchblättert.

Natürlich sind die Bände auf dem neuesten Stand

Das *Lernskript für den BMS* enthält natürlich wieder die neuesten Altfragen aus dem Jahr 2025. Die Inhalte sind dieses Mal sogar komplett aktualisiert, teilweise neu geschrieben und selbstverständlich auf dem aktuellsten Stand. Auch die Statistiken wurden aktualisiert. Darüber hinaus haben wir die neuen Figuren bei *Figuren zusammensetzen* eingefügt und die Anzahl der Fragen des MedAT-Z angepasst. Auf Wunsch vieler Lernender haben wir dieses Mal sogar einen Index am Ende des Buches eingefügt (und vieles mehr).

Ein Wort an die, die möglicherweise zweifeln

Seit 2018 nutzen junge Medizininteressierte unsere Texte zur Vorbereitung auf den MedAT und das Medizinstudium. Inzwischen gibt es die ersten Jahrgänge, die mit unseren Texten gelernt haben und ihr Studium sowie ihre Approbation abgeschlossen haben. Meine Chancen, Medizin zu studieren, waren 2013 sehr gering, und niemand in meinem Umfeld glaubte, dass ich einen Studienplatz für dieses stark umkämpfte Studium bekommen würde. Trotzdem habe ich es mit starkem Willen und Disziplin geschafft, den ersten MedAT zu bestehen, Medizin zu studieren und während des Studiums mein erstes Buch zu schreiben sowie ein Unternehmen zu gründen. Wie habe ich das alles hinbekommen? Weil ich an mich geglaubt habe. Auch wenn es manchen von euch möglicherweise desillusioniert erscheinen mag: Versucht, daran zu glauben, dass ihr es schaffen könnt – ihr würdet euch wundern, was dabei herauskommen kann.

Deniz Tafrali
im Herbst 2025

* Wichtig: Auch für Zahnmediziner haben wir alle Testinhalte in diesem Gesamtpaket – Teile daraus sind jedoch an entsprechenden Stellen online per QR-Code verfügbar.

Danksagung

Zunächst möchte ich mich bei allen Mitarbeitern von Elsevier bedanken, die die Erstellung dieser Bände ermöglicht haben. Vielen Dank an Frau Gärtner für Ihre Unterstützung und die Koordinierung aller vier Bände. Vielen Dank an Herrn Rumpf für das Umformatieren und Anpassen meiner seit 2014 gesammelten Übungsaufgaben zum BMS – ohne Sie wäre dieser Band nicht entstanden. Vielen Dank auch an Frau Graf, die mittlerweile seit sieben Jahren unsere Redakteurin ist und meiner Meinung nach mittlerweile mit Leichtigkeit den MedAT bestehen würde sowie wahrscheinlich (vielleicht ungewollt?) auch eine Expertin in Sachen Zulassung zum Medizinstudium geworden ist. Ein sehr großes Dankeschön gilt natürlich wie bei jedem unserer gemeinsamen Projekte Frau Veronika Rojacher. Sie war das Gehirn hinter diesem Großprojekt. Ich finde die Zusammenarbeit mit Ihnen sehr angenehm, effizient und ertragreich und danke Ihnen herzlich für sieben Jahre tolle Zusammenarbeit.

Ich möchte an dieser Stelle ganz herzlich meinen Eltern danken für ihre Unterstützung und ihre Liebe über all die Jahre. Meinen Schwestern für ihre tollen Persönlichkeiten, mit denen sie mich täglich stolz machen. Darüber hinaus gilt mein Dank meinem lieben Freund Sinan Barus, der neben seiner Co-Autorenschaft in unseren Büchern ein elementar wichtiger Bestandteil meines Lebens und meiner persönlichen Entwicklung war und dessen Freundschaft ich seit mittlerweile 17 Jahren sehr schätze. Ein großer Dank gilt auch Alexander Schöllkopf, ebenfalls Co-Autor und früher Mitarbeiter bei get-to-med, jetzt sehr geschätzter Medizinerkollege. Ein großes Dankeschön geht auch an Lena Dax, meiner fleißigsten Mitarbeiterin ebenfalls bei get-to-med, die im ersten Semester ihres Medizinstudiums begonnen hat, bei uns zu arbeiten, und nun neben der Co-Autorenschaft beim Lernskript auch ihr Medizinstudium beendet hat und Ärztin ist. Ich danke auch meinem lieben Freund Sebastian Schatz, den ich seit unserer gemeinsamen Zeit beim VfR Aalen stets aufgrund seines Mutes, seiner Unbeugsamkeit und seinem Durchhaltevermögen bewundere, und das mittlerweile seit fast 20 Jahren. Mein größter Dank jedoch gilt meiner wunderschönen Frau Aylin, die meinem Leben im Alleingang Freude, Schönheit und Liebe gegeben hat.

Deniz Tafrali
im Herbst 2025

Der Autor

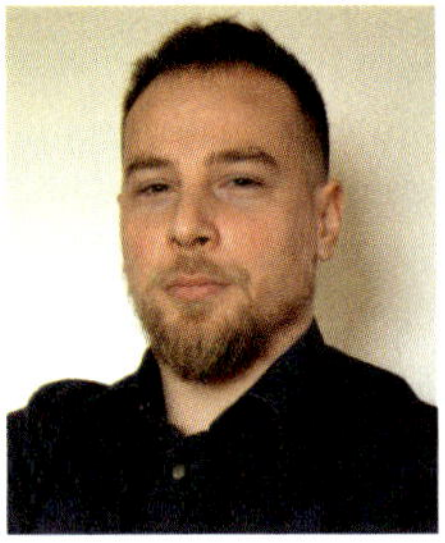

Deniz Tafrali
studierte bis 2019 Humanmedizin an der Medizinischen Universität Graz. Er ist seit 2017 erfolgreicher Autor zahlreicher Werke bei der Elsevier GmbH und arbeitet derzeit als Assistenzarzt in der Neurologie im Kantonsspital St. Gallen

3-Monats-Lernplan

So verlierst du nicht den Überblick. Um den Lernstoff für 3 Monate Lernen zu strukturieren, kannst du dir hier einen Lernplan herunterladen und ausdrucken.

https://www.elsevier.com/books-and-journals/book-companion/9783437413636

Videokurs zum MedAT

Deniz Tafrali hat neben seinen Büchern auch einen übersichtlichen Videokurs zu den Themen des MedAT (Allgemeines, BMS, TV, KFF und SEK) sowie Aufnahmen seiner beliebten MedAT- und BMS-Webinare auf Youtube bereitgestellt. Der QR-Code bzw. der Link daneben führen euch direkt hin.*
Aber Achtung: Dieser Link wird regelmäßig aktualisiert. Suche daher auf youtube.com nach „Mission MedAT", um zu den aktuellsten Inhalten zu kommen.

https://www.youtube.com/@mission.medat2025

* Link zu externer Seite

Unser Service

Immer auf aktuellem Stand

Die offiziellen Stichwörter werden vor dem MedAT im Frühling hin und wieder ergänzt oder es kommt zu Streichungen.
Bleib auf dem Laufenden und erfahre hier, was sich getan hat. Der Autor Dr. Deniz Tafrali wird neue Themen vorstellen und erklären. Zeitnah zur Veröffentlichung stellen wir hier seine Ausführungen für dich bereit:

https://www.elsevier.com/books-and-journals/book-companion/9783437413636

Tutorials

Viktoria aus Österreich, Humanmedizinstudentin im ersten Jahr, teilt in Videotutorials ihre Erfahrungen und spricht über Lernpläne, -material und ihre Vorbereitungsphase sowie über MedAT-Anmeldung, Testtag und Studienbeginn. Sie gibt sehr persönliche Einblicke in die stressige Lernphase, verrät, wie sie gut durch diese anstrengende Zeit kam, und motiviert alle künftigen Teilnehmer und Teilnehmerinnen. Wir hoffen auch dich!
Hinter der Kamera ist Sebastian, ebenfalls Student der Humanmedizin in Wien. Er erzählt euch seine MedAT-Erfahrungen in einem persönlichen Bericht im nächsten Abschnitt.

https://www.elsevier.com/books-and-journals/book-companion/9783437413636

Erfahrungsberichte – und wie geht es dir gerade?

An manchen Tagen kommt es dir so vor, als ob du dem Druck kaum noch standhalten kannst? Damit bist du nicht allein, was auch die hohen Anmeldezahlen jährlich beweisen. Angst und Selbstzweifel begleiten viele MedAT-Teilnehmerinnen und -Teilnehmer in dieser Phase, wo nur eines zählt: den langersehnten Traum vom Medizinstudium zu erreichen.
Wir haben einige interessante Erfahrungsberichte gesammelt. Hier erfährst du, wie es anderen in deiner Situation ergangen ist. Dein Traum vom Studienplatz soll Wirklichkeit werden und hier liest du, wie das funktionieren kann!

Unentbehrlich: 10 Tipps zum MedAT vom Autor Deniz Tafrali

https://www.elsevier.com/de-de/connect/10-tipps-und-tricks-des-autors-von-medat

Sebastian hat die stressige Lernphase gemeistert und am MedAT mit Erfolg teilgenommen. Hier liest du wie:

https://www.elsevier.com/de-de/connect/erfahrungsbericht-zum-medat-2022-und-die-stressige-lernphase-davor

Viktoria erzählt, wie ihr Testtag in Wien ablief:

https://www.elsevier.com/de-de/connect/vor-dem-medizinstudium/meine-medat-erfahrung

„How to survive MedAT" – Lisa berichtet, wie sie den MedAT „überlebt" hat:

https://www.elsevier.com/de-de/connect/vor-dem-medizinstudium/how-to-survive-medat

Weitere informative und motivierende Blogbeiträge von MedAT-Teilnehmerinnen und -Teilnehmern findest du fortlaufend hier:

https://www.elsevier.com/de-de/promotions/alles-rund-um-den-medizinertest

Folge uns auf Instagram @elsevier.medizinstudium

medizinische Insights, Fachwissen, Community & Gewinnspiele

Wir wünschen allen viel Erfolg bei der Teilnahme am MedAT!
München, im Herbst 2025
Euer Autoren- und Elsevier-Team

Benutzerhinweise

Weil wir euch den Fokus auf besonders wichtige Themen aufzeigen, komplizierte Themen verständlich erklären und darüber hinaus beim Lernen auch unterhalten möchten, haben wir über das gesamte Lernskript verteilt verschiedene Lernkästen eingesetzt.

EMPFOHLENER ZEITPUNKT

Empfohlene Zeitpunkte oder Zeiträume für Handlungen in Bezug auf den MedAT.

TRICKKISTE Hervorzuhebende, schlaue Tricks und Tipps vor und während des MedAT.

AUFGEPASST! Sehr wichtige Informationen zu Testteilen, Untertests und Lösungsstrategien.

Lösungen

https://www.elsevier.com/books-and-journals/book-companion/9783437413636

Hier findet ihr die Lösungen zu allen Aufgaben und ausführliche Lösungskommentare.

Fehler gefunden?

An unsere Inhalte haben wir sehr hohe Ansprüche. Trotz aller Sorgfalt kann es jedoch passieren, dass sich ein Fehler einschleicht oder fachlich-inhaltliche Aktualisierungen notwendig geworden sind.

Sobald ein relevanter Fehler entdeckt wird, stellen wir eine Korrektur zur Verfügung. Mit diesem QR-Code gelingt der schnelle Zugriff.

https://else4.de/9783437413636

Wir sind dankbar für jeden Hinweis, der uns hilft, dieses Werk zu verbessern. Bitte richten Sie Ihre Anregungen, Lob und Kritik an folgende E-Mail-Adresse: kundendienst@elsevier.com

Abbildungsnachweis

Der Verweis auf die jeweilige Abbildungsquelle befindet sich bei allen Abbildungen im Werk am Ende des Legendentextes in eckigen Klammern.

E347-09	Moore, K. L. et al.: The Developing Human. Elsevier/Saunders, 9th ed. 2011
L126	Dr. med. Katja Dalkowski, Erlangen
L143	Heike Hübner, Berlin
L253	Dr. Wolfgang Zettlmeier, Barbing

Inhaltsverzeichnis

I Einführung in den BMS

Notizen

KAPITEL

1 Basiskenntnistest für Medizinische Studien (BMS)

In der Wissenschaft gleichen wir alle nur den Kindern, die am Rande des Wissens hie und da einen Kiesel aufheben, während sich der weite Ozean des Unbekannten vor unseren Augen erstreckt.

Isaac Newton

1.1 Allgemeines

Der Untertest „Basiskenntnistest für Medizinische Studien (BMS)" soll prüfen, in welchem Maße der Prüfling über **naturwissenschaftlich-mathematisches Grundlagenwissen** (offiziell auf Oberstufenniveau) verfügt. Der BMS macht mit insgesamt 94 Aufgaben und 40 % Anteil am Gesamttest neben den kognitiven Fähigkeiten und Fertigkeiten den umfangreichsten Teil des MedAT aus. Ihr werdet im Test vorrangig mit Fragen aus Biologie, Chemie, Physik und Mathematik konfrontiert sein, die ihr in 75 Minuten beantworten müsst. Diese Zeit schließt alle vier Fächer des BMS ein.

Der Begriff „Basiskenntnistest" suggeriert, dass lediglich grundlegende Kenntnisse geprüft werden. Doch dahinter verbirgt sich nicht bloß das Abfragen von Schulwissen; vielmehr erfordert der Test ein **transferfähiges Verständnis**, da er auch Konzepte und Zusammenhänge prüft, statt nur reine Fakten abzufragen. Zahlreiche, teils komplexe Rechen- und Denkprozesse müssen zusammenwirken, um die Aufgaben schnell und korrekt zu lösen. Wir werden uns im Folgenden unter anderem auch hiermit beschäftigen.

Der mit dem Lernen des gesamten BMS-Stoffes verbundene Aufwand lohnt sich: Die naturwissenschaftliche Basis hilft nicht nur beim Test selbst und im vorklinischen Studium, sondern auch später in der Klinik und Forschung. Wir begegnen naturwissenschaftlichen Fragestellungen fortlaufend im Studium – sei es in Physiologie, Biochemie, Physik-Praktika oder bei ersten Rechenaufgaben zur Pharmakologie.

AUFGEPASST! In diesem Buch werden wir euch keine Inhalte des BMS beibringen. Dafür gibt es das **Lernskript Band 1**, das den gesamten Stoff des MedAT entsprechend der Stichwortliste behandelt. Dafür könnt ihr hier üben, üben und nochmal üben.

In ➤ Tab. 1.1 seht ihr die verschiedenen *Bezeichnungen der Untertests*, die *Anzahl der Aufgaben* und die *Zeit* pro Untertest sowie den *Prozentsatz* der Punkte jedes Untertests in Bezug auf den Gesamtwert.
Die Untertests werden beim MedAT nacheinander und genau in dieser Reihenfolge abgeprüft.

Tab. 1.1 Wichtige Informationen zu den Untertests des Testteils „Basiskenntnistest für medizinische Studien"

Untertest	Aufgabenzahl	Zeit	Prozentsatz
Biologie	40	30 min	17 %
Chemie	24	18 min	10 %
Physik	18	16 min	8 %
Mathematik	12	11 min	5 %

Wie viele Aufgaben muss man in welcher Zeit absolvieren?

- Insgesamt 94 Aufgaben in 75 Minuten
- Pro Aufgabe also im Durchschnitt weniger als eine Minute
- Aufteilung auf die Fächer:
  - Biologie: 40 Aufgaben (30 min); pro Aufgabe **45 Sekunden**

- Chemie: 24 Aufgaben (18 min); pro Aufgabe **45 Sekunden**
- Physik: 18 Aufgaben (16 min); pro Aufgabe **53 Sekunden**
- Mathematik: 12 Aufgaben (11 min); pro Aufgabe **55 Sekunden**

Welche Fähigkeiten werden geprüft?

- **Faktenwissen** in Biologie, Chemie, Physik und Mathematik
- Schnelles, effektives Arbeiten unter **Zeitdruck**
- **Transferfähigkeit** und **Verständnis naturwissenschaftlicher Grundlagen**
- **Grundlagen der Rechenfertigkeit** (Algebra, Prozentrechnung, Stöchiometrie etc.)

Wie sehen die Aufgaben aus?

Aufgabenstellung

Die Aufgabenstellung umfasst Multiple-Choice-Fragen mit stets **5 Antwortmöglichkeiten**, von denen nur **eine** korrekt ist. Es gibt dabei grundsätzlich zwei Arten von Multiple-Choice-Aufgaben, die geprüft werden: zum einen **Einfachauswahl-Aufgaben** und zum anderen **Mehrfachauswahl-Aufgaben** (mehr dazu später). Jede Frage testet ein bestimmtes Detail- oder Transferwissen. Für alle Fächer gilt, dass neben reinem Faktenwissen auch Verständnis für Zusammenhänge geprüft wird (z. B. Wechselwirkungen biologisch-chemischer Prozesse).

Antwortmöglichkeiten

Die Antwortmöglichkeiten werden im Multiple-Choice-Modus mit einer richtigen Antwortmöglichkeit abgeprüft.

Beispiel

Eine Aufgabe dieses Untertests könnte folgendermaßen aussehen:

In welchem Teil des Gehirns wird die unbewusst stattfindende Atmung verschaltet?

(A) In der Großhirnrinde
(B) In den Basalganglien
(C) Im Zwischenhirn, genauer Hypothalamus
(D) Im verlängerten Rückenmark
(E) Im Mittelhirn

In diesem Fall ist die korrekte Antwort *(D) Im verlängerten Rückenmark.*

Was muss man bei den Aufgaben beachten?

1. **Altfragen sind Key**
   Jedes Jahr werden mehrere Altfragen geprüft – lernt sie unbedingt!
2. **Unlösbare Aufgaben**
   Besonders im Biologie-Teil werden jährlich 1–2 Aufgaben geprüft, die niemand korrekt beantworten kann, besonders keine Schüler. Das hat den Sinn, die Gauß'sche Verteilung bei den Ergebnissen zu sichern, da sehr viele Leute sehr hohe Punktzahlen erreichen. Außerdem prüft es, ob ihr auch bei solchen Aufgaben cool bleibt. Macht euch also keine Sorgen, keiner weiß vor dem Medizinstudium, wann sich der Zahnschmelz beim Embryo entwickelt oder wie die Muskelkontraktion auf molekularer Ebene abläuft.
3. **Alle Wörter der Frage lesen**
   Seid wachsam: Einzelne Wörter können eine Aussage richtig oder falsch machen (z. B. „immer", „nur", „ausschließlich").
4. **Kleine Details sind entscheidend**
   Viele BMS-Fragen prüfen exaktes Wissen, wo ein scheinbar unwichtiges Detail (z. B. eine Formulierung in der Chemie, eine physikalische Einheit oder eine biologische Fachbezeichnung) den Unterschied machen kann.
5. **Grundwissen kann manchmal schneller zur Lösung führen**
   Manchmal könnt ihr eine Frage auch ohne intensives Nachdenken lösen, wenn ihr das Thema gut kennt – doch verlasst euch nicht allein darauf. Bleibt kritisch und prüft jedes Detail, damit ihr nicht in Fallen tappt.
6. **Der Zeitdruck ist hoch**
   In 75 Minuten so viele Aufgaben zu bearbeiten ist herausfordernd. Ein gutes Zeitmanagement (z. B. Priorisierung leichter Fragen oder das Nutzen von Kurznotizen) kann helfen.

Notizen

1.2 Lehrkapitel

1.2.1 Status praesens

Bevor wir mit den Bearbeitungsstrategien des Untertests BMS beginnen, möchten wir euch bitten, zuerst ein paar Aufgaben aus dem ➢ Kap. 1.3 **ganz ohne Zeitdruck** zu bearbeiten. Nehmt euch hierfür so viel Zeit, wie ihr wollt, bzw. geht die Fragen so durch, wie ihr es bisher gewohnt seid. So könnt ihr ein erstes Gefühl dafür entwickeln, wie die Aufgaben im BMS aufgebaut sind.
Im nächsten Schritt schlagen wir euch vor, einen Timer mit der realen Zeitvorgabe (**30, 18, 16** und **11 Minuten**) einzustellen und dann euer erstes Testset aus den ➢ Kap. 2–5 zu bearbeiten. Dies dient dazu, euch einen ersten Überblick über eure Leistung zu verschaffen. So könnt ihr später, nach dem systematischen Lernen und Durcharbeiten der Kapitel und weiterem Üben, euren Lernfortschritt verfolgen.
Fertig?
Dann schreibt euch hier euer Ergebnis auf: ___ (94)

1.2.2 Anamnese

Solltet ihr zu der Gruppe gehören, die bereits ein sehr solides naturwissenschaftliches Grundwissen besitzt (z. B. aus der Schule oder einem laufenden Studium), so werdet ihr vielleicht bereits ein recht gutes Ergebnis erzielt haben. Möglicherweise gibt es aber auch einige von euch, die mit Teilen des Stoffes Schwierigkeiten haben – etwa in Chemie oder Mathematik. Für euch ist es nun wichtig, **genau zu reflektieren**:

- Welche Fächer oder Themen bereiten euch Probleme?
- Woran könnte das liegen? Zeitdruck? Rechenfehler? Fehlendes Basiswissen?

Schreibt euch dies am besten stichpunktartig auf. Habt ihr erste Ideen, wie ihr diese Defizite beheben könntet? Notiert auch diese. So habt ihr immer einen Überblick über eure Stärken und Schwächen und könnt euch gezielt damit auseinandersetzen.

1.2.3 Diagnostik

In diesem Abschnitt soll es darum gehen, **wie** die Aufgaben im BMS aufgebaut sind und **welche** Arten von Multiple-Choice-Fragen (MC-Fragen) euch erwarten. Der Begriff „Diagnostik" ist hier also wörtlich gemeint: Wir „untersuchen" die Aufgabenformate, um zu erkennen, worin typische Hürden liegen und wie ihr sie angehen könnt. Da der BMS ausschließlich in **Multiple-Choice-Form** abgeprüft wird, lohnt es sich, die **zwei gängigen MC-Aufbautypen** genauer zu beleuchten:

- **Einfachauswahl-Aufgaben** (Single-Best-Answer)
- **Mehrfachauswahl-Aufgaben** (Kprim-Format)

> **AUFGEPASST!** In diesem Teil geht es ausschließlich um den Aufbau der Aufgaben, nicht um den fachlichen Inhalt (der wird im **Lernskript Band 1** ausführlich behandelt).

Einfachauswahl-Aufgaben (Single-Best-Answer)

Bei dieser Art stellt der Fragentext ein Problem, zu dem **mehrere** (im MedAT immer **fünf**) Antwortmöglichkeiten präsentiert werden. **Genau eine** davon ist richtig, die übrigen fungieren als **Distraktoren**. In anderen Kontexten wird dieser Aufgabentyp oft „Single-Best-Answer" genannt.
Dabei ist zu beachten, dass die Unterschiede zwischen den Distraktoren oft nur **minimal** ausfallen – manchmal kann eine Zahl, ein einzelner Buchstabendreher oder ein leicht abgewandeltes Wort entscheidend sein und die gesamte Bedeutung verändern. Das gilt besonders für naturwissenschaftliche Fächer wie Biologie oder Physik, in denen Fachbegriffe, Werte und Formulierungen ganz genau sitzen müssen, damit die Aussage ihre Gültigkeit behält.
Angenommen, die Fragestellung lautet:

„Welches der folgenden Teilchen trägt im Atomkern die positive Ladung?"

Dann erhaltet ihr fünf mögliche Antworten (Distraktoren plus eine korrekte Option). Das könnte beispielsweise so aussehen:

(A) Elektron
(B) Proton
(C) Neutron

(D) Quark
(E) Positron

In diesem Fall müsst ihr eine „beste“ oder „richtige“ Aussage markieren, also jene Option, die korrekt beschreibt, welcher Teil des Atomkerns die positive Ladung trägt. Hier würde man *B) Proton* wählen.

Mehrfachauswahl-Aufgaben (Kprim-Format)

Das Kprim-Format, auch bekannt als „Kombinationsfrage, primär“ oder „Multiple True-False“, präsentiert euch **mehrere Aussagen**, zum Beispiel 1, 2, 3 und 4. Jede dieser Aussagen kann einzeln **entweder richtig** oder **falsch** sein.

Die Antwortmöglichkeiten von A bis E spiegeln unterschiedliche **Kombinationen** dieser Einschätzungen wider, zum Beispiel „Nur 1 und 3 sind richtig“, „Nur 3 ist richtig“ oder „Alle sind richtig“. Eure Aufgabe besteht darin, jede der aufgeführten Aussagen **sorgfältig zu prüfen**, denn ein einziges Wort wie „immer“ oder „nie“ kann den Ausschlag geben, ob sie korrekt oder falsch ist.

Am Ende kreuzt ihr genau einen Buchstaben an, der eure Einschätzung **aller Teilaussagen** widerspiegelt. Dieser Prozess kann mehr Zeit in Anspruch nehmen als eine klassische Einfachauswahl-Frage, weil ihr das gesamte Miniset an Aussagen durcharbeiten müsst, um die korrekte Kombination zu bestimmen. Angenommen, die Fragestellung lautet:

„Betrachten Sie die folgenden Aussagen zu pflanzlichen Zellen:“

1. Pflanzliche Zellen besitzen Mitochondrien.
2. In pflanzlichen Zellen kommen Chloroplasten vor.
3. Eine stabile Zellwand gehört zum typischen Aufbau pflanzlicher Zellen.
4. Pflanzliche Zellen können keine Proteine synthetisieren.

Mögliche Antwortmuster (A–E):

(A) und 2. sind richtig.
(B) 1., 2. und 3. sind richtig.
(C) 1., 2., 3. und 4. sind richtig.
(D) Nur 2. und 3. sind richtig.
(E) Keine der Antwortmöglichkeiten ist richtig.

Erklärung:

- Aussage 1 ist richtig: Auch pflanzliche Zellen enthalten Mitochondrien für die Zellatmung.
- Aussage 2 ist richtig: Chloroplasten sind für die Photosynthese verantwortlich und typisch für Pflanzliches.
- Aussage 3 stimmt ebenfalls, da Pflanzenzellen eine feste Zellwand (bestehend aus Zellulose) besitzen.
- Aussage 4 ist falsch, denn pflanzliche Zellen können sehr wohl Proteine synthetisieren (z. B. an den Ribosomen).

Somit ergeben sich drei zutreffende Aussagen (1, 2 und 3). Die korrekte Kombination wäre daher Option *B) 1., 2. und 3. sind richtig.*

1.2.4 Therapie

Nachdem wir die verschiedenen Arten von Aufgaben näher kennengelernt haben, möchten wir euch in diesem Kapitel gezielte Strategien für den BMS an die Hand geben, die wir in drei Unterkapitel sortiert haben:

1. **Fundamentale Grundprinzipien**
   Welche Fähigkeiten und Herangehensweisen sind für das Bearbeiten von BMS-Aufgaben entscheidend?
2. **Bearbeitungsstrategien für MC-Aufgaben**
   Wie minimiert ihr Fehler, optimiert euer Zeitmanagement und geht mit Unsicherheit um?
3. **Lösungsstrategie mit Schritt-für-Schritt-Algorithmus**
   Ein konkreter Schritt-für-Schritt-Algorithmus, wie ihr im Test alle Aufgaben strukturiert bearbeiten könnt.

Fundamentale Grundprinzipien

Breites Fachwissen plus Routine

Um im BMS erfolgreich zu sein, braucht ihr ein stabiles Fundament in den vier Fächern Biologie, Chemie, Physik, Mathematik. Lernt deshalb intensiv mit dem **Lernskript für den BMS (Band 1)**, im besten Fall so, wie wir es euch im **Lernplan** empfehlen. Merkt euch typische Formeln mithilfe unserer Formelsammlungen und wendet sie an. Routine entsteht, wenn ihr regelmäßig Übungsaufgaben aus diesem Lernskript unter Zeitdruck macht und euer Fachwissen durch gezielte Wiederholung festigt.

Intuitive vs. systematische Bearbeitung

Manche Fragen sind sofort lösbar, wenn ihr das Thema oft geübt habt oder es sich um eine Altfrage handelt. Das ist die „intuitive" Ebene. Daneben gibt es komplexere Fragen (z. B. Stöchiometrie, Osmose-Berechnungen oder Röntgenphysik), wo ein **systematisches Vorgehen** (Ausschlussverfahren, Kurznotizen, Rechenschritte) unerlässlich ist.

Heuristiken (Ausschluss, Schätzungen, Teilwissen)

Dank Zeitdruck und Themenfülle könnt ihr nicht alles in epischer Breite durchdenken. Deswegen nutzt Heuristiken, also Faustregeln und Schnellverfahren:

- Distraktoren ausschließen, die **offensichtlich** falsch sind.
- Unbekannte Werte **ggf. überschlagen**, anstatt kompliziert zu rechnen.
- **Teilwissen** klug einsetzen („Ich weiß, dass A ganz sicher falsch ist, also bleiben mir B, C, D").

Bearbeitungsstrategien für Multiple-Choice-Aufgaben

Basierend auf empirischer Forschung und prüfungspsychologischen Erkenntnissen hat sich ein Bündel an Techniken bewährt, gerade im BMS (Single-Choice- und Kprim-Aufgaben), welche wir euch an dieser Stelle als wertvolle Bearbeitungsstrategien für MC-Aufgaben weitergeben wollen.

Sorgfältiges Lesen zur Fehlervermeidung

Häufige Fehler resultieren aus **flüchtigem Lesen**. Ein kleines Wort wie „nicht", „nur" oder „nie" kann eine ansonsten richtige Aussage falsch machen. Lest deshalb jede Frage und alle Antwortoptionen **vollständig** und markiert **auffällige Signalwörter**.

TRICKKISTE Formuliert die Frage im Geiste in eigenen Worten, um sicherzugehen, dass ihr sie richtig versteht.

Antwortmöglichkeiten strategisch analysieren

Verlasst euch **nicht** auf den ersten Eindruck. Checkt jede Option, identifiziert klar falsche Antworten und vergleicht ähnliche Aussagen im Detail.

Seid vorsichtig mit Formaten wie „Alle sind richtig": Die Statistik zeigt, dass solche Optionen häufiger korrekt sind als viele glauben, **wenn schon mehrere Teilaussagen sicher stimmen**.

Umgang mit Unsicherheit und intelligentes Raten

Da es im BMS **keine Minuspunkte** gibt, lasst keine Frage offen. Eliminiert, was ihr ausschließen könnt, und ratet mit dem verbleibenden Rest – das ist besser als 0 Punkte zu kassieren.

TRICKKISTE Markiert unsichere Antworten kurz mit „?" und kommt später nochmal darauf zurück. Viele Studien belegen, dass Antwortänderungen häufig zu einer Verbesserung führen, wenn man **gute Gründe** dafür hat.

Effektives Zeitmanagement

Ihr habt 94 Fragen in 75 Minuten, also weniger als 1 Minute pro Frage. Bearbeitet **zuerst die leichten und intuitiven Aufgaben sowie Altfragen**, dann die kniffligeren.

Wer zeitlich steckenbleibt, notiert bei der Aufgabe eine Vermutung und geht weiter, um andere Fragen nicht zu verpassen. Plant am Ende jedes Untertests 1–3 Minuten ein, um die Kreuze **ordentlich in den Antwortbogen zu übertragen** und gegen Verrutschen zu prüfen.

AUFGEPASST! Nur die Antworten im Antwortbogen zählen! Ihr könnte alle Fragen perfekt beherrschen und lösen – wenn ihr sie nicht in den Antwortbogen eintragt, erhaltet ihr **keine Punkte**!

Notizen

Strategien für Kprim-Aufgaben (Mehrfach-Aussagen)

Bei Kprim müsst ihr jede Teilaussage (1, 2, 3, 4) einzeln als richtig oder falsch bewerten. Es gilt oft **Alles-oder-nichts**: Sind nur 3 von 4 Aussagen korrekt eingeschätzt, gibt es trotzdem 0 Punkte. Daher ist besonders gründliches Lesen wichtig. Trennt jede Aussage ab, bevor ihr das Gesamtmuster wählt.

Schritt-für-Schritt-Algorithmus

Ein gut strukturierter Arbeitsablauf ist beim BMS von entscheidender Bedeutung, da ihr in **begrenzter Zeit** möglichst viele Punkte erzielen wollt. Folgt diesem Algorithmus, um eure Stärken voll auszuspielen, Unsicherheiten klug zu managen und am Ende **keine** wertvollen Punkte liegen zu lassen.

AUFGEPASST! Diesen Schritt-für-Schritt-Algorithmus müsst ihr natürlich **separat** für **jeden Untertest** (Biologie, Chemie, Physik und Mathematik) durchgehen.
Der Inhalt ändert sich zwar nicht, aber natürlich muss euch klar sein, dass jedes Fach seine eigene zeitliche Begrenzung hat und diese Vorgehensweise für jeden Untertest separat angewendet werden muss!

Schritt 1

Beginnt, indem ihr das Aufgabenheft **rasch durchblättert** und einen groben **Scan** durchführt. Schaut, welche Themen euch sofort bekannt vorkommen oder welche Aufgaben ihr mit bloßem Hinsehen **direkt** zu **lösen** glaubt. Die erste Minute investiert ihr dabei vor allem in das Identifizieren von „Low-Hanging-Fruits", also Fragen, die sehr wahrscheinlich schnell und korrekt beantwortet werden können.
Markiert dabei für jede Aufgabe auch nach Gefühl, welche Aufgaben **machbar** sind (z. B. mit einem kleinen **m**) und welche **schwer** (z. B. mit einem kleinen **s**).

EMPFOHLENER ZEITPUNKT

Ihr solltet in maximal **2 Minuten** alle Fragen einmal gescannt und „Low-Hanging-Fruits" beantwortet haben. Das gilt für alle Untertests des BMS.

Schritt 2

Wendet euch jetzt den mit **m** markierten, noch ungelösten aber **machbaren** Fragen zu. Hier kann sich der Einsatz von Fehlervermeidungs-Strategien aus der Testpsychologie besonders lohnen:

1. **Sorgfältiges Lesen:**
   Vor allem bei längeren Fließtexten oder detailreichen naturwissenschaftlichen Fragen vermeidet ihr Fehler, indem ihr jeden Satz genau verfolgt und auf kleine Wörter (z. B. „nicht", „nur") achtet.
2. **Ausschlussverfahren:**
   Findet Distraktoren, die eindeutig nicht passen, insbesondere bei den Kprim-Fragen. Das steigert eure Chance, die richtige Option zu treffen.
3. **Educated guessing:**
   Wenn ihr zum Beispiel bei Single-Choice-Aufgaben alle Distraktoren bis auf zwei ausgeschlossen habt, dann ratet einfach. Es ist wichtiger für eine Zusage, möglichst viele Aufgaben korrekt zu beantworten, auch wenn man dabei Fehler macht, als nur wenige Fragen zu beantworten, die aber alle richtig. Am Ende ist es die absolute Zahl an korrekten Aufgaben, die zur Zusage führt.
4. **Wahr ist häufig wahr:**
   Wie oben erwähnt ist es wahrscheinlicher, dass alle Aussagen in Kprim-Aufgaben wahr sind, **wenn schon einige Antworten als wahr** identifiziert worden sind. Deshalb, wenn ihr bei einer Kprim Aussage an einer Aussage hängen geblieben seid, ratet mit **wahr** und löst so die Aufgabe.

Da im BMS keine Minuspunkte vergeben werden, ist es entscheidend, letztlich für jede Frage ein Kreuz zu setzen. Selbst wenn ihr unsicher seid, kann Raten euch zumindest mit **20 %iger Wahrscheinlichkeit** (häufig auch mehr) einen Punkt bringen.

TRICKKISTE Wenn ihr innerhalb dieser kurzen Zeitspanne keine eindeutige Lösung findet, macht einen Vermerk (z. B. „??") und **springt zur nächsten Frage**. Dieses konsequente „Weiterziehen" verhindert, dass ihr an einer einzigen Stelle steckenbleibt und viele andere Fragen deshalb überhaupt nicht mehr seht.
Häufig kommt einem dann später beim erneuten Überfliegen doch intuitiv die Antwort und man kann die Aufgabe korrekt beantworten.

EMPFOHLENER ZEITPUNKT

Ihr solltet maximal zwei Drittel der Zeit jedes Untertests für die Bearbeitung der machbaren Aufgaben anwenden.
Bei **Biologie** wären das **20 Minuten**, für **Chemie 12 Minuten**, für **Physik 10 Minuten und 45 Sekunden** und für **Mathematik 8 Minuten**.

Schritt 3

Wenn ihr alle machbaren Aufgaben bearbeitet habt, geht ihr zu den **schwierigen Aufgaben,** die ihr mit **s** markiert habt. Hier ist es nicht so wichtig, dass ihr eine Menge Zeit übrighabt, da die meisten von euch **nicht** alle Aufgaben beim BMS beantworten werden können.
Im Idealfall habt ihr ein kleines bisschen weniger als **ein Drittel der übriggebliebenen Zeit des Untertests** für diesen Schritt. Wendet hier bitte auch wie bei den machbaren Aufgaben die Tipps an, die wir euch in den vorangegangenen Kapiteln nähergebracht haben.
Das allerwichtigste jedoch bei diesem Schritt: Wenn ihr keine Ahnung habt – **ratet**!

TRICKKISTE Auch wenn es schmerzt: Ihr könnt sehr wahrscheinlich nicht alle Aufgaben beantworten. Am besten **kein Ego** haben und einfach weitermachen!

EMPFOHLENER ZEITPUNKT

Beendet diesen Schritt mit mindestens **10 Sekunden pro nicht übertragener Aufgabe** in den Antwortbogen, sodass ihr alle Aufgaben noch korrekt eintragen bzw. raten könnt!

Schritt 4

Zum Schluss – meistens in den letzten Minuten – überprüft ihr noch einmal alles. Dabei gilt:

1. **Kein Kästchen leer:**
   Da es für falsche Antworten keine Abzüge gibt, müsst ihr am Ende unbedingt jede Frage ankreuzen, auch wenn es eine reine Ratesache ist. Eine unbeantwortete Frage bedeutet sicher 0 Punkte, ein Zufallskreuz könnte noch richtig sein.
2. **Antworten übertragen:**
   Plant etwas Zeit, um alle übriggebliebenen Kreuze ruhig und korrekt in den Antwortbogen zu übertragen. Ein Verrutscher wäre fatal und könnte mehrere Antworten entwerten, weshalb wir immer empfehlen, **sofort** nach der Lösung einer Aufgabe die Antwort in den Antwortbogen zu übertragen.
3. **Letzte Checks:**
   Sind noch eine oder zwei Minuten übrig, werft einen schnellen Blick auf unsichere Fragen. Eine begründete Änderung ist laut Studien meist gewinnbringend – aber ändert nur, wenn ihr wirklich ein neues, fundiertes Argument gefunden habt.

EMPFOHLENER ZEITPUNKT

Letzte Minute(-n) jedes Untertests.

Zusammenfassung

Mit diesem mehrschrittigem Ablauf bleibt ihr im BMS stets Herr (und auch Herrin) der Lage:

1. **Kurz scannen** und **leichte Punkte sofort mitnehmen**,
2. **machbare Aufgaben zügig beantworten** und ggf. mithilfe von **Heuristiken** und **Ausschlussverfahren** lösen,
3. sich bei zu **schwierigen Aufgaben** nicht zu lange aufhalten, lieber **raten,**
4. alles kontrolliert **in den Antwortbogen übertragen**, nochmals lieber raten als weglassen.

Auf diese Weise maximiert ihr eure Chancen, die vielfältigen BMS-Themen rasch zu überblicken und sicher zu punkten – ohne in Zeitnot zu geraten oder zufällig Aufgaben zu übersehen.

1.2.5 Empfehlung

Verhaltensregeln

Diese allgemeinen Verhaltensregeln solltet ihr befolgen, um das bestmögliche Ergebnis bei diesem Testteil zu erlangen:

1. Überfliegt bei Beginn jedes Untertests das Testheft und beantwortet leichte Aufgaben gleich **als erstes**.
2. Sobald ihr euch der Lösung einer Aufgabe sicher seid, tragt die Lösung **sofort** in den Antwortbogen ein, um am Ende leichtsinnige und Übertragungsfehler zu vermeiden.
3. Solltet ihr euch gegen Ende des Zeitlimits einer Aufgabe nicht absolut sicher sein, dann müsst ihr unbedingt **raten**!

AUFGEPASST! Ein Fehler, den sehr viele Leute gemacht haben, die den MedAT nicht geschafft haben, ist, sich **zu lange** mit Lernthemen zu beschäftigen, **die wenig Prozente für den Gesamtwert** bringen.
An dieser Stelle deshalb ein sehr wichtiger Rat: Es ist besser, beim Untertest Textverständnis 12 Punkte zu erreichen als bei der Mathematik im BMS. Die 12 Punkte bei Mathematik machen nur ca. 6 % des Gesamtwertes aus, während Textverständnis fast doppelt so viel bringt (ca. 10 %).
Wenn ihr also nur eine begrenzte Zeit zum Lernen habt, lernt nicht 3 Wochen lang Physik, um alles tatsächlich zu verstehen, konzentriert euch lieber in der Gesamtstrategie darauf, eure **Punktzahl** im kompletten MedAT zu **maximieren**!

Lernplan, Zeitmanagement und Intensität

Erinnert euch an eure Anamnese ➤ Kap. 1.2.1. Wie geht es euch jetzt mit den typischen Fallstricken im BMS? Habt ihr Bereiche (z. B. bestimmte Aufgabentypen) verbessert oder sind eure Schwächen noch da? Diese Fragen sind ein guter Ausgangspunkt, um eure nächsten Schritte zu planen.

Welche Aufgaben?

Beginnt am besten mit den Beispielaufgaben aus diesem Buch (➤ Kap. 1.3), die ihr noch nicht bearbeitet habt. Nutzt sie, um einzelne Fächer gezielt zu trainieren (Biologie, Chemie, Physik, Mathematik).

Wann?

Falls ihr unseren Lernplan verwendet, ist das „Wann" bereits vorgegeben: Der BMS wird dort in festen Einheiten eingeplant. Solltet ihr euch einen eigenen Plan erstellen, empfehlen wir, BMS-Übungsphasen so zu legen, dass ihr genügend Energie (möglichst vormittags) und Konzentration habt – denn im echten MedAT wird der BMS ebenfalls am Vormittag geprüft.
Wer sich streng am MedAT-Tagesablauf orientieren möchte, kann BMS-Übungen vor dem Textverständnis trainieren, da diese Reihenfolge in der Regel den Prüfungsablauf widerspiegelt.
Wichtig: Zwischendurch immer wieder kleine Pausen einbauen, sonst steigt die Fehlerquote.

Wie intensiv solltet ihr lernen?

Jeder von euch hat individuelle Stärken und Schwächen, weshalb wir hier keine starren Stundenangaben machen möchten. Entscheidend ist, dass ihr kontinuierlich am Ball bleibt, da der BMS umfassendes Wissen in vier Fächern abfragt (Biologie, Chemie, Physik, Mathematik).

1. Grundlagenfestigung: Ihr müsst unbedingt den gesamten Stoff durcharbeiten, am besten anhand des **Lernskripts für den BMS (Band 1)**.
2. Strategietraining: Danach übt ihr gezielt Multiple-Choice-Techniken (Ausschlussverfahren, Kprim-Einzelaussagen checken, etc.) anhand der Übungsaufgaben in den ➤ Kap. 2–5.
3. Testsimulationen: Sobald ihr euch sicher fühlt, versucht euch an kompletten BMS-Sets, am besten entsprechend unseres Lernplans und mit dem **Simulationsband (Band 4)**. Achtet auf Zeitmanagement und analysiert hinterher eure Fehler!

Gerade wenn ihr schon erste Erfolge spürt, lohnt es sich, alle paar Tage (oder wenigstens ein- bis zweimal pro Woche) an BMS-Aufgaben zu bleiben, um Routine zu halten und euer Wissen zu festigen.

II 1000 Fragen zum BMS

Einführung

Dieser Band vervollständigt die Lernskriptreihe zum MedAT. Er enthält tatsächlich 1000 Übungsaufgaben zu allen vier Fächern und zu allen relevanten Themen.
Die Aufgaben sind dabei bewusst nicht in unterschiedliche Kategorien der Stichwortliste unterteilt, sondern nur dem jeweiligen Fach zugeordnet. Der Grund dafür ist zum Einen, dass das Ziel der Vorbereitung im BMS das Erreichen von möglichst vielen Punkten ist und man daher im besten Fall von Beginn an Fragen von allen Themen des jeweiligen Fachs beantwortet. Dadurch erhält man klare Daten zum eigenen Wissensstand zu verschiedenen Zeitpunkten der Vorbereitung und kann den eigenen Wissenszuwachs z. B. im Fach Biologie live mitverfolgen.
Zum Anderen haben wir uns bewusst dazu entschieden, für jedes Fach genau die 10-fache Anzahl an Aufgaben zu erstellen, die beim MedAT geprüft werden. Das bedeutet: 400 Fragen Biologie, 240 Fragen Chemie, 180 Fragen Physik und 120 Fragen Mathematik.
Der Grund dahinter ist, dass ihr dadurch, wenn ihr möchtet, jeweils 10 Simulationen der verschiedenen Fächer des BMS durchführen könnt und somit stets euren derzeitigen Kenntnisstand im Auge behaltet.
Darüber hinaus haben wir noch bei allen Fächern zweierlei vorangestellt: Zum einen die 10 häufigsten Altfragen als Multiple-Choice-Aufgaben inklusive Erklärungen sowie jeweils 5 sehr schwierige Aufgaben für den BMS-Teil. Letztere sind explizit nicht Thema der Stichwortliste des BMS. Jedoch werden jedes Jahr 1–3 unmöglich beantwortbare Fragen gestellt, die man leider nicht vorhersehen kann. Beispiele dafür sind: „Wann entwickelt sich der Zahnschmelz im Embryo/Fetus?“, „Aus welcher Struktur entwickelt sich der Aortenbogen?“ oder die Frage nach der „Wharton-Sulze“.

KAPITEL

2 Biologie

Fokus-Themen Biologie

Beim altfragenorientierten Lernen solltest du den Fokus auf den Körper des Menschen legen, da hierzu jährlich rund 45 % der Fragen gestellt werden. Außerdem werden oft Fragen zur menschlichen Zelle, zu den Grundlagen der Frühentwicklung des Menschen und zur Genetik gestellt.

Stichwortliste Biologie, gestaffelt nach den häufigsten Prüfungsthemen

Stichwort	Prozentsatz
Der menschliche Körper – Anatomie und Physiologie	45 %
Die menschliche Zelle	13 %
Grundlagen der Frühentwicklung des Menschen	12 %
Genetik	11 %
Molekulare Genetik	8 %
Evolution	4 %
Immunbiologie	3 %

Die häufigsten Altfragen in der Biologie

Thema	Häufigkeit
• Aufzählung der lymphatischen Organe	9× geprüft
• Vererbungsmodus der Blutgruppen	8× geprüft
• Physiologie des weiblichen Zyklus, insbesondere Ovulation • Nabelschnur • Bezeichnungen der Keimblätter • Entwicklungsstadien der befruchteten Eizelle an verschiedenen Zeitpunkten • Grundaussagen Darwins	6× geprüft
• Gleichgewichtsorgan • Filterfunktion der Niere (Ort der Blut-bzw. Primärharnfiltration) • Crossing-over • Proteine im Sinne der Proteinbiosynthese • Miller-Urey-Experiment • X-chromosomal-rezessiver Erbgang • Genauer Mechanismus der Translation und Transkription • Fakten zu Mitose und Meiose • Gendrift	5× geprüft
• Aufzählung von Organellen mit zwei Membranen • Pförtner • Physiologischer RR • Mündungen der Vena cava superior et inferior • Kreuzungsschema dihybrid dominant-rezessiver Erbgänge • Zeitlicher Ablauf der Mitose • Aufbau und Molekularbiologie der DNA • Folgestrukturen der Keimblätter (Urdarm) • Endozytose • Lokalisation des Herz- und Atemzentrums • Kreuzungsschema dihybrid dominant-rezessiver Erbgänge • Chargaff-Regel	4× geprüft

Lern den Stoff mit
Band 1 „MedAT Lernskript für den BMS“

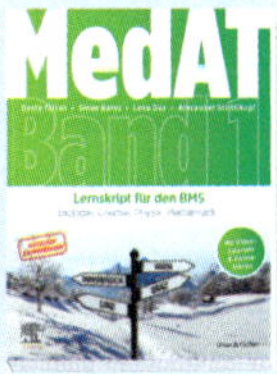

2.1 Die 10 häufigsten Altfragen des Biologie-Teils des BMS

Aufzählung der lymphatischen Organe (10 × geprüft; zuletzt 2025)

1. Welche der folgenden Strukturen gehört NICHT zu den lymphatischen Organen?

(A) Milz
(B) Thymus
(C) Lymphknoten
(D) Peyer-Plaques
(E) Schilddrüse

Richtige Antwort: E) Schilddrüse

Erklärung:
Lymphatische Organe sind spezialisierte Organe des Immunsystems, die an der Bildung, Reifung und Vermehrung von Immunzellen beteiligt sind – vor allem von Lymphozyten. Dazu gehören:

- Primäre lymphatische Organe: Thymus (Reifung der T-Zellen) und Knochenmark (Bildung der B- und T-Zellen).
- Sekundäre lymphatische Organe: Lymphknoten, Milz und lymphatisches Gewebe in Schleimhäuten (z. B. Mandeln, Peyer-Plaques).

Die Schilddrüse ist hingegen ein endokrines Organ. Sie produziert die Schilddrüsenhormone T3 und T4, die den Stoffwechsel regulieren. Sie hat keine immunologische Funktion im Sinne der lymphatischen Organe.

Vererbungsmodus der Blutgruppen (9 × geprüft; zuletzt 2025)

2. Welche Aussage zur Vererbung der AB0-Blutgruppen ist korrekt?

(A) A ist dominant gegenüber B.
(B) B ist rezessiv gegenüber A.
(C) A und B sind kodominant.
(D) 0 ist dominant gegenüber A.
(E) AB ist ein rezessiver Phänotyp.

Richtige Antwort: C) A und B sind kodominant.

Erklärung:
Im AB0-System gibt es drei Allele: A, B und 0.

- A und B sind kodominant, was bedeutet, dass beide gleichzeitig ausgeprägt werden, wenn sie gemeinsam im Genotyp auftreten → Blutgruppe AB.
- 0 ist rezessiv gegenüber A und B – nur bei Genotyp 00 entsteht die Blutgruppe 0.

Falsch:

- A ist nicht dominant über B (Antwort A)
- B ist nicht rezessiv über A (Antwort B)
- 0 ist nicht dominant über A (Antwort D)
- AB ist kein rezessiver Phänotyp (Antwort E)

Nabelschnur (6 × geprüft)

3. Welche der folgenden Strukturen gehört NICHT zur Nabelschnur?

(A) Nabelvene
(B) Zwei Nabelarterien
(C) Wharton-Sulze
(D) Urachus
(E) Harnleiter

Richtige Antwort: E) Harnleiter

Erklärung:
Die Nabelschnur enthält:
- Zwei Nabelarterien (Aa. umbilicales) → führen sauerstoffarmes Blut vom Fetus zur Plazenta
- Eine Nabelvene (V. umbilicalis) → führt sauerstoffreiches Blut zurück zum Fetus
- Wharton-Sulze: gallertartiges Bindegewebe, das die Gefäße schützt
- Urachus: embryonaler Harnleiterrest, der manchmal im Nabel verläuft

Der Harnleiter (Ureter) ist Teil des Nierensystems und verbindet Niere und Harnblase – er gehört nicht zur Nabelschnur.

Bezeichnungen der Keimblätter (6 × geprüft)

4. Welche der folgenden Strukturen wird NICHT aus dem Mesoderm gebildet?

(A) Skelettmuskulatur
(B) Herz
(C) Epidermis
(D) Knochen
(E) Blutgefäße

Richtige Antwort: C) Epidermis

Erklärung:
Die drei Keimblätter und ihre typischen Derivate:
- Ektoderm → Epidermis, Nervensystem, Sinnesorgane
- Mesoderm → Muskulatur, Herz, Skelett, Bindegewebe, Blut, Niere
- Endoderm → Verdauungs- und Atemwege, Leber, Pankreas

Die Epidermis stammt aus dem Ektoderm. Alle anderen genannten Strukturen sind klassische mesodermale Ableitungen.

Entwicklungsstadien der befruchteten Eizelle zu verschiedenen Zeitpunkten (6 × geprüft)

5. Was ist die korrekte Abfolge der Entwicklungsstadien der befruchteten Eizelle?

(A) Zygote → Morula → Blastozyste → Embryo
(B) Zygote → Blastozyste → Morula → Embryo
(C) Morula → Zygote → Embryo → Blastozyste
(D) Zygote → Embryo → Morula → Blastozyste
(E) Embryo → Zygote → Morula → Blastozyste

Richtige Antwort: A) Zygote → Morula → Blastozyste → Embryo

Erklärung:
Nach der Befruchtung entsteht eine Zygote, die sich durch Mitose mehrfach teilt. Die Entwicklung verläuft wie folgt:
1. Zygote – erste diploide Zelle (aus Ei- und Samenzelle)
2. Morula – kompakter Zellhaufen nach mehreren Teilungen (ähnelt einer Maulbeere)
3. Blastozyste – Hohlkugel mit innerer Zellmasse, bereit zur Einnistung in die Gebärmutterschleimhaut
4. Embryo – Bezeichnung nach der Einnistung und Beginn der Organentwicklung

Falsch:
- In B ist die Reihenfolge von Morula und Blastozyste vertauscht.
- In C und E beginnt man fälschlich mit späteren Stadien.
- In D ist der Begriff Embryo zu früh eingesetzt.

Grundaussagen Darwins (6 × geprüft)

6. Was ist eine zentrale Aussage der Evolutionstheorie nach Charles Darwin?

(A) Evolution folgt einem göttlichen Plan.
(B) Alle Arten existieren seit Beginn der Erde unverändert.
(C) Anpassung geschieht aktiv durch Wunsch nach Veränderung.
(D) Die am besten angepassten Individuen haben höhere Überlebenschancen.
(E) Genetische Vielfalt entsteht nur durch Mutation.

Richtige Antwort: D) Die am besten angepassten Individuen haben höhere Überlebenschancen

Erklärung:
Darwins zentrale These war die der natürlichen Selektion:
- In einer Population bestehen zufällige genetische Unterschiede.
- Individuen mit vorteilhaften Merkmalen sind besser an ihre Umwelt angepasst.
- Sie überleben häufiger und vererben ihre Merkmale an die nächste Generation.
- Dies führt über viele Generationen zur Evolution der Arten.

Falsch:
- A und B sind Teil kreationistischer Vorstellungen, nicht wissenschaftlicher Evolutionstheorie.
- C ist ein Lamarck'sches Modell (z. B. Giraffen wollen längeren Hals).
- E stimmt teilweise, aber nicht nur Mutationen, sondern auch Rekombination und Selektion sind wichtig.

Filterfunktion der Niere (Ort der Blut- bzw. Primärharnfiltration) (6 × geprüft; zuletzt 2025)

7. Wo in der Niere wird der Primärharn gebildet?

(A) Henle-Schleife
(B) Glomerulus
(C) Sammelrohr
(D) Proximaler Tubulus
(E) Nierenbecken

Richtige Antwort: B) Glomerulus

Erklärung:
Der Glomerulus ist ein Kapillarknäuel im Nierenkörperchen (Malpighi-Körperchen), wo unter hohem Druck der Primärharn aus dem Blut filtriert wird. Diese filtrierte Flüssigkeit enthält Wasser, Ionen, Glukose, Aminosäuren – aber keine Blutzellen oder großen Proteine.
Nach der Filtration:
- Im proximalen Tubulus beginnt die Rückresorption.
- In der Henle-Schleife wird der Harn konzentriert.
- Das Sammelrohr reguliert die Wasserausscheidung.
- Das Nierenbecken ist nur ein Harnspeicher und -leiter.

Gleichgewichtsorgan (5 × geprüft)

8. Welche Aussage über das Gleichgewichtsorgan des Menschen ist korrekt?

(A) Es befindet sich im Rückenmark.
(B) Es liegt im Innenohr und besteht aus Bogengängen und Makulaorganen.
(C) Es liegt in der Großhirnrinde.
(D) Es besteht nur aus dem Kleinhirn.
(E) Es ist Teil der Lunge.

Richtige Antwort: B) Es liegt im Innenohr und besteht aus Bogengängen und Makulaorganen

Erklärung:
Das Gleichgewichtsorgan ist ein Teil des Vestibularapparats im Innenohr. Es besteht aus:
- Drei Bogengängen → registrieren Drehbewegungen (z. B. Kopfschütteln)
- Makulaorgane (Utriculus und Sacculus) → registrieren Linearbewegungen und die Lage zur Schwerkraft

Diese Sinnesinformationen werden an das ZNS weitergeleitet, wo sie u. a. im Kleinhirn verarbeitet werden, aber nicht dort entstehen.
Falsch:
- Rückenmark (Antwort A) & Großhirnrinde (Antwort C) leiten oder verarbeiten keine Gleichgewichtsinformation.
- Das Kleinhirn (Antwort D) koordinierte Bewegungen, empfängt aber nur die Informationen.
- Lunge (Antwort E) ist nicht beteiligt.

Crossing-over (5 × geprüft)

9. Was beschreibt das sogenannte „Crossing-over"?

(A) Die Teilung der Zelle in der Mitose
(B) Den Austausch von DNA zwischen Schwesterchromatiden
(C) Den Austausch von DNA zwischen homologen Chromosomen während der Meiose I
(D) Die fehlerhafte Replikation der DNA
(E) Die Trennung der homologen Chromosomen in der Meiose II

Richtige Antwort: C) Den Austausch von DNA zwischen homologen Chromosomen während der Meiose I

Erklärung:
Crossing-over ist ein Prozess in der Prophase I der Meiose I, bei dem es zum Austausch von DNA zwischen homologen Chromosomen kommt. Dabei entstehen neue genetische Kombinationen, was die genetische Vielfalt erhöht.

- Die Chromosomen liegen in Paaren vor (je eines von Mutter und Vater).
- Sie lagern sich eng aneinander (Synapsis).
- An Kontaktpunkten (Chiasmata) kommt es zum DNA-Austausch.

Falsch:

- Antwort A beschreibt die Mitose, dort findet kein Crossing-over statt.
- Schwesterchromatiden sind genetisch identisch, ein Austausch wäre ohne Effekt (Antwort B)
- Mutationen sind Fehler, Crossing-over ist ein regulärer Prozess (Antwort D)
- Trennung homologer Chromosomen findet in Anaphase I statt, hat aber mit dem Crossing-over selbst nichts zu tun (Antwort E)

Proteine im Sinne der Proteinbiosynthese (5 × geprüft)

10. Während der eukaryotischen Translation bindet die beladene tRNA mit der Aminosäure Methionin an das Startcodon der mRNA.
Welcher Schritt erfolgt unmittelbar danach, um die Polypeptidsynthese einzuleiten?

(A) Die kleine ribosomale Untereinheit zerfällt.
(B) Die große ribosomale Untereinheit lagert sich an und komplettiert das Ribosom.
(C) Ein Terminationsfaktor bindet an die A-Stelle.
(D) Die tRNA wandert von der P- in die E-Stelle.
(E) An das mRNA-Ende wird ein Poly-A-Schwanz angehängt.

Richtige Antwort: B) Die große ribosomale Untereinheit lagert sich an und komplettiert das Ribosom.

Erklärung:
Vorbereitung – kleine Untereinheit + Initiationsfaktoren
In Eukaryoten bindet zuerst die kleine ribosomale Untereinheit (40 S) zusammen mit Initiationsfaktoren und der beladenen tRNA Methionin an die 5'-Cap der mRNA.
Dieser Komplex „scannt" die mRNA in 3'-Richtung, bis er das Startcodon AUG findet.
Erkennung des Startcodons
Sobald AUG korrekt in der P-Stelle der kleinen Untereinheit sitzt, lösen sich mehrere Initiationsfaktoren.
Unmittelbar danach
Jetzt lagert sich die große ribosomale Untereinheit (60 S) an.
Erst dadurch entsteht das funktionsfähige 80-S-Ribosom (40 S + 60 S), und die nächste Aminoacyl-tRNA kann in die A-Stelle eintreten.
Dieser Schritt entspricht Antwort B.
Falsch:
A) „Die kleine ribosomale Untereinheit zerfällt." → Genau das Gegenteil passiert: Sie bleibt gebunden und wird durch die große Untereinheit ergänzt.
C) „Ein Terminationsfaktor bindet an die A-Stelle." → Terminationsfaktoren kommen erst zum Einsatz, wenn ein Stoppcodon erreicht wird – also am Ende, nicht am Anfang.
D) „Die tRNA wandert von der P- in die E-Stelle." → Ein Positionswechsel in P→E erfolgt erst nach der Bildung der ersten Peptidbindung und dem Translokationsschritt – nicht vor Beginn der Elongation.
E) „An das mRNA-Ende wird ein Poly-A-Schwanz angehängt." → Die Polyadenylierung ist ein prä-translationeller Reifungsschritt im Zellkern, sie ist längst abgeschlossen, bevor die mRNA das Ribosom erreicht.
Merksatz für die Initiation in Eukaryoten:
„Kleine Untereinheit erkennt AUG – große Untereinheit ergänzt – Elongation startet."
So lässt sich der kritische Übergang von Initiation zu Elongation leicht im Gedächtnis behalten.

2.2 5 schwierige Biologie-Aufgaben

Endokrines System

1. Welche Aussage zur Hypothalamus-Hypophysen-Achse ist korrekt?

(A) TRH hemmt die Ausschüttung von TSH in der Hypophyse.
(B) TSH stimuliert die Freisetzung von TRH im Hypothalamus.
(C) Hohe T3/T4-Spiegel wirken negativ rückkoppelnd auf Hypothalamus und Hypophyse.
(D) Die Hypophyse setzt T3 direkt ins Blut frei.
(E) TSH wirkt direkt auf den Hypothalamus.

Richtige Antwort: C) Hohe T3/T4-Spiegel wirken negativ rückkoppelnd auf Hypothalamus und Hypophyse.

Erklärung:
In der **Hypothalamus-Hypophysen-Schilddrüsen-Achse** wird durch den Hypothalamus **TRH (Thyreotropin-Releasing-Hormon)** freigesetzt, was die Hypophyse zur Ausschüttung von **TSH (Thyreoidea-stimulierendes Hormon)** anregt. TSH stimuliert die Schilddrüse zur Produktion von **T3 (Trijodthyronin)** und **T4 (Thyroxin)**. Hohe Konzentrationen von T3/T4 hemmen per **negativer Rückkopplung** sowohl den Hypothalamus als auch die Hypophyse, um eine Überproduktion zu verhindern.
Falsch:
A) TRH **stimuliert** TSH, hemmt es nicht.
B) Die Rückkopplung verläuft in umgekehrter Richtung.
D) T3 wird in der Schilddrüse, nicht der Hypophyse gebildet.
E) TSH wirkt auf die Schilddrüse, nicht auf den Hypothalamus.

DNA-Reparatur

2. Welche der folgenden Aussagen zur DNA-Reparatur ist <u>FALSCH</u>?

(A) Die NER (Nukleotid-Exzisionsreparatur) erkennt sperrige DNA-Schäden wie Thymindimere.
(B) Die BER (Basen-Exzisions-Reparatur) ersetzt fehlerhafte Einzelbasen durch spezifische Glykosylasen.
(C) Die Mismatch-Reparatur erkennt Fehler bei der Replikation an nicht-komplementären Basenpaarungen.
(D) Die homologe Rekombination nutzt Schwesterchromatiden zur Reparatur von Einfachstrangbrüchen.
(E) Fehlerhafte DNA-Reparatur kann zur Tumorentstehung beitragen.

Richtige Antwort: D) Die homologe Rekombination nutzt Schwesterchromatiden zur Reparatur von Einfachstrangbrüchen.

Erklärung:
Die homologe Rekombination repariert Doppelstrangbrüche, nicht Einzelstrangbrüche. Sie ist besonders präzise, weil sie die intakte Schwesterchromatide als Vorlage nutzt.
Falsch ist also D.
Richtig:
- UV-induzierte Thymindimere → NER (Antwort A)
- Falsche Basen → BER (Antwort B)
- Mismatch-Reparatur erkennt Replikationsfehler (Antwort C)
- Mutationen in Reparaturgenen (z. B. BRCA1/2) → Krebsrisiko (Antwort E)

Physiologie der Nervenzelle

3. Welche Aussage zum Ablauf eines Aktionspotenzials ist korrekt?

(A) Während der Depolarisation öffnen sich spannungsabhängige K^+-Kanäle, um Natrium aus der Zelle zu leiten.
(B) Die Repolarisation erfolgt durch passiven Einstrom von Cl^--Ionen.
(C) Die absolute Refraktärzeit entsteht durch die Inaktivierung der spannungsabhängigen Na^+-Kanäle.
(D) Die Hyperpolarisation verhindert die Refraktärzeit.
(E) Aktionspotenziale variieren in ihrer Amplitude je nach Reizstärke.

Richtige Antwort: C) Die absolute Refraktärzeit entsteht durch die Inaktivierung der spannungsabhängigen Na^+-Kanäle.

Erklärung:
Ein Aktionspotenzial besteht aus einer Depolarisation (Einstrom von Na^+), einer Repolarisation (Ausstrom von K^+) und oft einer Hyperpolarisation.
Während der absoluten Refraktärzeit sind die spannungsabhängigen Na^+-Kanäle inaktiviert – unabhängig von der Reizstärke kann kein weiteres AP ausgelöst werden.
Falsch:
- Während Depolarisation strömt Na^+ in die Zelle, nicht K^+ raus. (Antwort A)
- Repolarisation erfolgt durch aktiven Ausstrom von K^+, nicht durch Cl^-. (Antwort B)
- Hyperpolarisation verlängert die Refraktärzeit. (Antwort D)
- Die Amplitude eines AP ist immer gleich („Alles-oder-nichts-Gesetz“). (Antwort E)

Posttranslationale Modifikation

4. Welche Aussage zur posttranslationalen Modifikation und Proteinverarbeitung ist korrekt?

(A) Alle ribosomalen Proteine werden ins raue ER eingeschleust.
(B) Glykolysierung beginnt im glatten ER und wird im Golgi abgeschlossen.
(C) Chaperone im Zytosol helfen bei der korrekten Faltung neu synthetisierter Proteine.
(D) Proteine, die für den Export bestimmt sind, werden ausschließlich in freien Ribosomen synthetisiert.
(E) Der Golgi-Apparat ist für die Transkription von sekretorischen Proteinen zuständig.

Richtige Antwort: C) Chaperone im Zytosol helfen bei der korrekten Faltung neu synthetisierter Proteine.

Erklärung:
Chaperone sind Proteine, die bei der korrekten Faltung neu synthetisierter Polypeptide helfen, um Fehlfaltungen und Aggregation zu verhindern.
Richtig ist also C.
Falsch:
- Nur membran- oder exportbestimmte Proteine werden ins raue ER transportiert, nicht alle ribosomalen Proteine. (Antwort A)
- Glykolysierung beginnt im rauen ER, nicht im glatten. (Antwort B)
- Exportproteine werden von membranständigen Ribosomen (am rauen ER) synthetisiert. (Antwort D)
- Der Golgi modifiziert und verpackt Proteine – er ist nicht an der Transkription beteiligt. (Antwort E)

Molekulare Tumorigenesis

5. Welche der folgenden Aussagen zu molekularen Grundlagen der Tumorentstehung ist korrekt?

(A) Mutationen im Tumorsuppressorgen p53 führen zur vermehrten Apoptose in Tumorzellen.
(B) Aktivierende Mutationen im Ras-Onkogen blockieren die Zellteilung in der G0-Phase.
(C) Tumorsuppressorgene müssen meist nur auf einem Allel mutiert sein, um ihre Funktion zu verlieren.
(D) Die Telomerase ist in normalen somatischen Zellen aktiv und hemmt das Tumorwachstum.
(E) Tumorzellen weisen häufig eine Reaktivierung der Telomerase auf, um unbegrenzte Teilungen zu ermöglichen.

Richtige Antwort: E) Tumorzellen weisen häufig eine Reaktivierung der Telomerase auf, um unbegrenzte Teilungen zu ermöglichen.

Notizen

Erklärung:
Eines der zentralen Merkmale von Tumorzellen ist ihre replikative Immortalität. Um sich unbegrenzt teilen zu können, reaktivieren viele Tumorzellen die Telomerase, ein Enzym, das die Telomere an den Chromosomenenden wieder auffüllt. Ohne Telomerase würden sich Zellen nur eine begrenzte Anzahl an Malen teilen (sog. Hayflick-Grenze), da die Telomere bei jeder Zellteilung kürzer werden.
Falsch:
- Mutationen im p53-Gen hemmen die Apoptose und begünstigen damit unkontrolliertes Wachstum. p53 ist ein Tumorsuppressor, kein pro-apoptotisches Onkogen. (Antwort A)
- Aktivierende Mutationen im Ras-Onkogen führen zu dauerhafter Signalweiterleitung, was die Zellteilung fördert, nicht blockiert. (Antwort B)
- Bei Tumorsuppressorgenen (z. B. p53, RB1) muss meist beide Allele („Two-hit-Hypothese") inaktiviert sein, damit ihre Schutzfunktion verloren geht. (Antwort C)
- In normalen somatischen Zellen ist die Telomerase nicht aktiv – das begrenzt ihre Teilungsfähigkeit. Sie hemmt also kein Tumorwachstum. (Antwort D)

LÖSUNGEN

https://www.elsevier.com/books-and-journals/book-companion/9783437413636

2.3 10 × 40 Übungsfragen

Aufgabenset 1

1. In welchem Organ wird α-Amylase gebildet?

(A) Gallenblase
(B) Dünndarm
(C) Leber
(D) Pankreas
(E) Milz

2. Welche Aussage zum Splicing ist <u>FALSCH</u>?

(A) Die hnRNA besteht aus Introns und Exons.
(B) Splicing findet im Zellkern statt.
(C) Die zu entfernenden Introns beginnen im Allgemeinen mit GT und enden mit AT.
(D) Die Polyadenylierung des Transkriptes findet nach Abschluss des Spleißvorganges im Zytoplasma statt.
(E) Es gibt Gene, deren Transkripte kein Splicing benötigen.

3. Welche der folgenden Aussagen lässt bzw. lassen sich über die Gametogenese <u>NICHT</u> aus diesen Informationen ableiten?

1. Die Spermatogenese beginnt in der Pubertät mit der Differenzierung der Spermatogonien.
2. Aus einer weiblichen Keimzelle reifen 4 Eizellen heran.
3. Die Menarche beginnt mit der ersten Menstruation.

(A) Nur 1. lässt sich nicht ableiten.
(B) Nur 2. lässt sich nicht ableiten.
(C) Nur 1. und 2. lassen sich nicht ableiten.
(D) Nur 3. lässt sich nicht ableiten.
(E) Alle Aussagen lassen sich ableiten.

4. Durch welchen Prozess teilen sich Gameten?

(A) Meiose
(B) Sprossung
(C) Mitochondriale Zellteilung
(D) Mitose
(E) Wachstum

Notizen

5. Wie viele grobe Teilschritte hat die Proteinbiosynthese?

(A) 3
(B) 5
(C) 1
(D) 2
(E) 4

6. Welche der folgenden Aussagen bezüglich des Lymphsystems treffen NICHT zu?

(A) Zu den sekundären lymphatischen Organen gehören u. a. das Knochenmark, die Milz und die Tonsillen.
(B) Das lymphatische System ist insbesondere für die Immunabwehr zuständig.
(C) Im Verdauungstrakt befindet sich kein lymphatisches Gewebe.
(D) Das Lymphsystem besteht aus einem Kreislauf aus Gefäßen und Kapillaren.
(E) Die B-Lymphozyten werden im Paracortex der Lymphknoten gebildet.

7. Im welchem Organ wird das sauerstoffarme Blut mit Sauerstoff wieder angereichert?

(A) Leber
(B) Niere
(C) Auge
(D) Herz
(E) Lunge

8. Zu welcher Zelle bzw. Zellform kann sich die myeloische Vorläuferzelle NICHT differenzieren?

(A) Lymphozyt
(B) Erythrozyt
(C) Granulozyt
(D) Thrombozyt
(E) Monozyt

9. Was kann eine Mutation auslösen?

1. Stickstoff
2. Hitze
3. UV-Strahlung
4. Sauerstoff
5. Radioaktivität

(A) 1., 4. und 5. ist richtig.
(B) 3., 4., und 5. ist richtig.
(C) Nur 1. ist richtig.
(D) 2., 3. und 5. ist richtig.
(E) 2. und 5. ist richtig.

10. Wie oft pro Minute atmet ein erwachsener Mensch im Ruhezustand?

(A) 12–15-mal pro Minute
(B) 50–60-mal pro Minute
(C) 30–40-mal pro Minute
(D) 20–30-mal pro Minute
(E) 40–50-mal pro Minute

11. Welches Organ ist für die Produktion von Gerinnungsfaktoren zuständig?

(A) Leber
(B) Milz
(C) Niere
(D) Lunge
(E) Pankreas

12. Welche Art von Muskeln gibt es NICHT?

(A) Quergestreifte Muskulatur
(B) Glatte Muskulatur
(C) Herzmuskulatur
(D) Raue Muskulatur
(E) Skelettmuskulatur

13. Welche Aussagen zum Thema Diffusion sind korrekt?

1. Diffusion spielt eine wesentliche Rolle beim Stofftransport im Organismus.
2. Diffusion setzt einen Konzentrationsunterschied des Stoffes voraus.
3. Diffusion benötigt Wärmebewegung.
4. Diffusion kann nur durch biologische Membranen erfolgen.

(A) 1. und 3. sind richtig.
(B) 1., 2. und 3. sind richtig.
(C) Nur 4. ist richtig.
(D) Alle sind richtig.
(E) 2. und 4. sind richtig.

14. Welche Größe weist ein 14 Wochen alter Fetus (post conceptionem) in etwa auf?

(A) 12 cm
(B) 2 cm
(C) 6 cm
(D) 0,5 cm
(E) 15 cm

15. Welche Aussage zu Hämoglobin ist FALSCH?

(A) Hämoglobin hat zu Kohlenstoffmonoxid eine höhere Affinität als zu Sauerstoff.
(B) Hämoglobin besteht aus 4 Untereinheiten mit je einer Hämgruppe.
(C) Hämoglobin kann pro Molekül vier Moleküle Sauerstoff binden.
(D) Hämoglobin liefert bei seinem Abbau den Gallenfarbstoff Bilirubin.
(E) Hämoglobin wird bei Sauerstoffaufnahme oxidiert.

16. Wie wird der DNA-Strang von 5' nach 3' genannt?

(A) antiparaller Strang
(B) Mutterstrang
(C) Folgestrang
(D) Tochterstrang
(E) diskontinuerlicher Strang

17. Welcher Neurotransmitter ist an der motorischen Endplatte eines Muskels vorzufinden?

(A) Serotonin
(B) GABA
(C) Acetylcholin
(D) Acetylsalicylsäure
(E) Dopamin

18. Welche dieser Arten von Granulozyten existiert <u>NICHT</u>?

(A) Keine der genannten Granulozytenarten existiert.
(B) Basophile Granulozyten
(C) Neutrophile Granulozyten
(D) Spinophile Granulozyten
(E) Eosinophile Granulozyten

19. Welche der nachfolgenden ist <u>KEIN</u> Effekt des Parasympathikus?

(A) Anregung der Produktion und Sekretion des Speichels
(B) Senkung der Herzfrequenz
(C) Erschlaffung der Harnblasenmuskulatur
(D) Erweiterung der Pupillen
(E) Anregung der gastrointestinalen Motilität

20. Wo werden Proteine verdaut?

(A) Duodenum
(B) Magen
(C) Dickdarm
(D) Jejunum
(E) Mund

21. Welcher Gehirnabschnitt gehört <u>NICHT</u> zum Vorderhirn?

(A) Kleinhirn
(B) Großhirn
(C) Hypothalamus
(D) Basalganglien
(E) Zwischenhirn

22. Welche der unten gelisteten Optionen ist ein Beispiel für biotische Faktoren?

(A) Nährstoffgehalt des Bodens
(B) Wassergehalt des Bodens
(C) Konkurrenzverhalten
(D) Sonneneinstrahlung
(E) Regen

Notizen

23. Wie nennt man einzelne Bestandteile des Golgi-Apparats?

(A) Protein
(B) Lumen
(C) ATP
(D) Lysosom
(E) Diktyosom

24. Was bedeutet „dominant“ in der Genetik?

(A) Bei Homozygotie manifestiert sich das Allel im Phänotyp.
(B) Bei Heterozygotie erscheint das Allel nicht im Phänotyp.
(C) Bei Heterozygotie manifestiert sich das Allel im Phänotyp.
(D) Bei Phagozytose zerstört das stärkere Gen das schwächere.
(E) Bei Homozygotie erscheint das Allel nicht im Phänotyp.

25. Worüber wirken lipophile Hormone?

(A) Über zytoplasmatische Rezeptoren
(B) Wirken ohne Rezeptoren
(C) Über transmittergesteuerte Neurorezeptoren
(D) Über Zellmembranproteine (second messenger system)
(E) Keine der Antwortmöglichkeiten ist richtig.

26. Was gehört zu dem kleinen Kreislauf?

(A) Untere und obere Hohlvene, Pfortader, rechte Kammer, linker Vorhof
(B) Lungenarterie, Lungenvene, rechter Vorhof, linke Kammer
(C) Lungenarterie, Lungenvene, rechte Kammer, linker Vorhof
(D) Aorta, untere und obere Hohlvene, rechter Vorhof, linke Kammer
(E) Lungenvene, Aorta, rechte Kammer, linker Vorhof

27. Wie groß ist der Anteil in Prozent, den Sauerstoff in der Uratmosphäre eingenommen hat?

(A) ca. 11 %
(B) Zwischen 1–2 %
(C) ca. 21 %
(D) Weniger als 1 %
(E) Zwischen 5–7 %

28. Wie groß ist ein Erythrozyt?

(A) ca. 20 Mikrometer
(B) ca. 0,01 Millimeter
(C) ca. 7 Mikrometer
(D) ca. 0,1 Millimeter
(E) ca. 70 Nanometer

Notizen

29. Wann dekondensieren die Chromosomen während der Mitose?

(A) Telophase
(B) Metaphase
(C) Interphase
(D) Meiose 1
(E) Anaphase

30. Welches Hormon wird NICHT von der Adenohypophyse produziert?

(A) Prolaktin
(B) LH
(C) TSH
(D) FSH
(E) Melatonin

31. In welchem der unten aufgeführten Organe bzw. Organsysteme wird es wahrscheinlich die meisten Mitochondrien in einer Zelle geben?

(A) Muskeln
(B) Hoden
(C) Herz
(D) Niere
(E) Leber

32. Wie viel ml (Raum-)Luft werden pro Atemzug bei ruhiger Atmung eingeatmet?

(A) 400 ml
(B) 600 ml
(C) 500 ml
(D) 300 ml
(E) 700 ml

33. Welche/s Hormon/e produziert das Nebennierenmark?

(A) Cortisol
(B) Parathormone
(C) Androgene
(D) Catecholamine (Adrenalin und Noradrenalin)
(E) Aldosteron und Adrenalin

34. Welche der nachfolgenden Vorgänge läuft bei der Befruchtung an zweiter Stelle ab?

(A) Membranverschmelzung
(B) Akrosomenreaktion
(C) kortikale Reaktion
(D) Kapazitation
(E) Anlocken

35. Wofür ist das Hormon Somatropin zuständig?

(A) Verdauung
(B) Tag-Nacht-Rhythmus
(C) Wasserhaushalt
(D) Körperwachstum
(E) Blutdruck

36. Welche der folgenden Aussagen zu Lysosomen ist/sind richtig?

1. Tertiäre Lysosomen üben eine Speicherfunktion aus.
2. Heterolysosomen bauen zelleigene Stoffe ab.
3. Autolysosomen bauen zelleigene Stoffe ab.
4. Lysosomen sind nur in der Lage, Proteine abzubauen.

(A) Alle Antworten sind richtig.
(B) 1. und 3. sind richtig.
(C) Nur 3. ist richtig.
(D) 3. und 4. sind richtig.
(E) 1., 2. und 3. sind richtig.

37. Wie viele Nebenschilddrüsen gibt es?

(A) 1
(B) Keine
(C) 4
(D) 3
(E) 2

38. Wie lange dauert eine Schwangerschaft, wenn ab dem ersten Tag der letzten Menstruation gerechnet wird?

(A) 38 Wochen
(B) 260 Tage
(C) 35 Wochen
(D) 40 Wochen
(E) 9 Monate

39. Aus welchem Keimblatt entstehen Lunge und Leber?

(A) Mesoderm
(B) Entoderm
(C) Desmoderm
(D) Paroderm
(E) Ektoderm

Notizen

40. Welche Definition trifft für den Begriff „Art“ im Sinne der Evolution am ehesten zu?

(A) Organismen, die sich in ihren grundlegenden Merkmalen gleichen und untereinander eine Fortpflanzungsgemeinschaft bilden, bezeichnet man als Art bzw. Spezies.
(B) Organismen, die sich in ihren grundlegenden Merkmalen gleichen, bezeichnet man als Art bzw. Spezies.
(C) Organismen, die untereinander eine Fortpflanzungsgemeinschaft bilden, bezeichnet man als Art bzw. Spezies.
(D) Organismen, die sich in ihren äußerlichen Merkmalen gleichen und untereinander eine Fortpflanzungsgemeinschaft bilden, bezeichnet man als Art bzw. Spezies.
(E) Organismen, die sich in ihren grundlegenden Merkmalen gleichen und eine Fortpflanzungsgemeinschaft mit ähnlichen Organismen bilden können, bezeichnet man als Art bzw. Spezies.

Aufgabenset 2

1. Welche Aussagen zur sympatrischen Artenbildung sind richtig?

1. Geografische Isolation
2. Zeitliche Isolation
3. Arten leben weiterhin im selben Gebiet, können sich jedoch nicht mehr fortpflanzen.
4. Eine Möglichkeit wäre, dass die Arten zu unterschiedlichen Zeiten aktiv sind.
5. Die Arten leben in unterschiedlichen Gebieten.

(A) 2., 3. und 4. sind richtig.
(B) 2. und 4 sind richtig.
(C) Nur 1. ist richtig.
(D) Nur 5. ist richtig.
(E) 1. und 5. sind richtig.

2. Durch was wird die vordere und hintere Kammer im Auge getrennt?

(A) Retina
(B) Gelber Fleck
(C) Iris
(D) Pupille
(E) Linse

3. Wie lange dauert ein Menstruationszyklus beim Menschen durchschnittlich?

(A) 30 Tage
(B) 5 Wochen
(C) 3 Wochen
(D) 28 Tage
(E) 24 Tage

4. Welches Hormon bildet die Plazenta NICHT?

(A) Östrogen
(B) Testosteron
(C) Progesteron
(D) Plazentalaktogen
(E) LH

5. Wie groß ist der Embryo in der 6. SSW?

(A) 12 mm
(B) 14 mm
(C) 16 mm
(D) 15 mm
(E) 20 mm

6. Wozu dienen die Nucleoli im Zellkern?

(A) Wichtig für das Blutgruppensystem
(B) Synthese von Ribosomenanteilen
(C) Calciumspeicher
(D) Speichern Kohlenhydrate und Proteine
(E) Kraftwerk der Zelle

7. Was wird während der Menstruation abgestoßen?

(A) Plazenta
(B) Uterusschleimhaut
(C) Blastozyten
(D) Follikel
(E) Gelbkörper

8. Welcher Teil der Plazenta ist der fetale Teil?

(A) Daurion
(B) Blastom
(C) Chorion
(D) Elofam
(E) Dezidua

9. Was ist ein Unterschied des endokrinen Hormonsystems gegenüber dem exokrinen Hormonsystem?

(A) Wirkt deutlich langsamer, aber kurzfristiger.
(B) Wirkt deutlich schneller, aber kurzfristiger.
(C) Wirkt deutlich langsamer, aber langfristiger.
(D) Es gibt keinen Unterschied.
(E) Wirkt deutlich schneller, aber langfristiger.

10. In welchem Stadium befindet sich die befruchtete Eizelle nach 100 h?

(A) Gastrula
(B) Morula
(C) Zygote
(D) Blastozyste
(E) Blastula

Notizen

11. Woraus entsteht das Entoderm?

(A) Somiten
(B) Neuralrohr
(C) Epiblast
(D) Hypoblast
(E) Darm

12. Welche Blutgruppe muss eine Person haben, um bei einer Bluttransfusion des Erythrozyten-Konzentrats ein Universalspender zu sein?

(A) B
(B) AB
(C) Es ist egal, welche Blutgruppe er hat.
(D) A
(E) 0

13. Das sogenannte somatische Nervensystem kann bestimmte Teile des Körpers willkürlich steuern. Z. B. bewegen sich die Augen, die diesen Text lesen, willkürlich von links nach rechts. Welches Gewebe ist durch das somatische Nervensystem willkürlich gesteuert?

(A) Quergestreiftes Muskelgewebe
(B) Bänder
(C) Mucosa (Schleimhaut) des Dünndarms
(D) Herzmuskulatur
(E) Sehnen

14. Welche der folgenden Aussagen zur Entstehung eines Proteins ist richtig?

(A) Die Translation findet direkt nach der Transkription im Zellkern statt.
(B) Die Translation endet am Stoppcodon durch die Bindung eines Releasefactors (Freisetzungsfaktor).
(C) Bei der Transkription kommen vier Basen, also vier verschiedene Purine, zum Einsatz.
(D) Die Bindungen zwischen den Aminosäuren einer Polypeptidkette werden mit Hilfe der Peptidtransferase gebildet.
(E) Es gibt jeweils drei verschiedene Start- und Stoppcodons, mit denen die Translation beginnt/endet.

15. Welche Basen gehören als Paar zusammen?

(A) Adenin und Cytosin
(B) Cytosin und Thymin
(C) Thymin und Guanin
(D) Adenin und Thymin
(E) Guanin und Cytosin

16. Wodurch kann der der Körper seine Temperatur regulieren?

(A) Venöse Blutzirkulation
(B) Schweißdrüsen
(C) Bauchspeicheldrüse
(D) Lymphflüssigkeit
(E) Niere

17. Welcher Teil des Herzens wirft das Blut in den Körperkreislauf aus?

(A) Linker Vorhof
(B) Linke Kammer
(C) Aorta
(D) Rechter Vorhof
(E) Rechte Kammer

18. Welche Wirkung können Antikörper <u>NICHT</u> entfalten?

(A) Opsonisierung
(B) Aktivierung des Komplementsystems
(C) Agglutination
(D) Komposition
(E) Neutralisation von Antigenen

19. Welche der folgenden Aussagen zu Tight Junctions ist/sind richtig?

1. Sind in allen Zellen vorhanden.
2. Sind wesentlicher Teil der Blut-Hirn-Schranke.
3. Benötigen die Plasmamembran-Proteine Occludin und Claudin.
4. Gehören zu den kommunizierenden Verbindungen.
5. Sorgen für mechanische Stabilität.

(A) 2., 3. und 4. sind richtig.
(B) 1. und 5. sind richtig.
(C) Nur 2. ist richtig.
(D) 1., 2. und 5. sind richtig.
(E) 2. und 3. ist richtig.

20. Bei welchem Organell ist eine Zellmembran vorhanden?

(A) Bakterienchromosom
(B) Plasmid
(C) Lysosom
(D) Zentriolen
(E) Proteasom

21. Woraus besteht das Nierenkörperchen?

(A) Henle-Schleife
(B) Henle-Schleife und Nephron
(C) Nephron und Glomerulum
(D) Nephron und Bowman-Kapsel
(E) Glomerulus und Bowman-Kapsel

22. Aus welchem Keimblatt entsteht die Wirbelsäule?

(A) Ektoderm
(B) Endoderm
(C) Entoderm
(D) Antaderm
(E) Mesoderm

Notizen

23. Wie viele Biomembranen haben Mitochondrien?

(A) 1
(B) 5
(C) 4
(D) 2
(E) 3

24. Wie viel Prozent des Körpergewichts macht die Skelettmuskulatur aus?

(A) 30–40 %
(B) 80–85 %
(C) 40–50 %
(D) 10–20 %
(E) 5–20 %

25. In welcher Form breitet sich ein Schallereignis in der Schnecke des Innenohres aus?

(A) Als Wanderwelle
(B) Als ungedämpfte stehende Welle
(C) Als ungedämpfte Kugelwelle
(D) Als elektromagnetische Welle
(E) Als transversale Welle

26. Welches dieser Zellbestandteile kommt sowohl in Bakterien als auch im Menschen vor?

(A) Plasmid-DNA
(B) Zellkern
(C) Ribosomen
(D) Golgi-Apparat
(E) Lipopolysaccharid

77. Wo im Körper des Menschen liegt die Milz?

(A) Rechter Oberbauch
(B) Linker Oberbauch
(C) Thorax
(D) Rechter Unterbauch
(E) Linker Unterbauch

28. Welcher Umstand führt für gewöhnlich zu einem Herzinfarkt?

(A) Trikuspidalklappenstörung
(B) Erythrozytenmangel
(C) Zu weite Venolen
(D) Verstopfung der Herzkranzgefäße
(E) Blutarmut

Notizen

29. Holokrine Drüsen …

(A) übertragen ihr Sekret über Gap Junctions auf andere Zellen
(B) geben ihr Sekret über Poren in der Zellmembran ab
(C) geben ihr Sekret über Carrier-Proteine ab
(D) geben ihr Sekret ab, indem sie vollständig zerfallen
(E) geben ihr Sekret durch Exozytose ab

30. Wie viele Tochterzellen entstehen bei der Meiose?

(A) Vier haploide Tochterzellen
(B) Zwei haploide Tochterzellen
(C) Vier diploide Tochterzellen
(D) Zwei haploide und zwei diploide Tochterzellen
(E) Zwei diploide Tochterzellen

31. Wie heißt das Enzym, das den DNA-Doppelstrang bei der Replikation in Einzelstränge aufteilt?

(A) Restriktionsenzym
(B) Helikase
(C) Ligase
(D) DNA-Polymerase
(E) Topoisomerase

32. Welchen Verlauf nimmt das Blut durch den menschlichen Körper?

(A) Rechter Vorhof – rechte Herzkammer – Lungenarterie – Lungenkapillaren – Lungenvene – linker Vorhof – linke Herzkammer – Körperarterien – Körpervenen – rechter Vorhof
(B) Rechte Herzkammer – rechter Vorhof – Lungenvene – Lungenkapillaren – Lungenarterie – linker Vorhof – linke Herzkammer – Körperarterien
(C) Linker Vorhof – linke Herzkammer – Lungenarterien – Lungenvenen – rechter Vorhof – rechte Herzkammer
(D) Rechter Vorhof – rechte Herzkammer – Lungenarterie – Lungenvene – linke Herzkammer – linker Vorhof – Körperarterien
(E) Rechte Herzkammer – linker Vorhof – linke Herzkammer – Lungenvene – Lungenkapillaren – Lungenarterie – rechter Vorhof

33. Welche der folgenden Aussagen zur Krebsentstehung ist FALSCH?

(A) Krebs kann durch Umweltfaktoren ausgelöst werden.
(B) Krebs kann durch bestimmte Chemikalien verursacht werden.
(C) Krebs kann durch bestimmte Viren verursacht werden.
(D) Krebs ist immer vererbbar.
(E) Krebs kann durch Fehler bei der DNA-Reparatur entstehen.

34. Die erste Behaarung am Kopf und Körper eines Fetus entsteht in welcher SSW?

(A) 20
(B) Keine der Antwortmöglichkeiten ist richtig.
(C) 14
(D) 9
(E) 12

Notizen

35. An welchem Zellorganell finden sich Ribosomen?

    (A) Golgi-Apparat
    (B) Nukleolus
    (C) Raues ER
    (D) Glattes ER
    (E) Lysosom

36. Welche der folgenden Aussagen über die Embryonalentwicklung ist richtig?

    (A) Die Embryonalentwicklung dauert etwa 2 Wochen.
    (B) Die Embryonalentwicklung dauert etwa 3 Monate.
    (C) Die Embryonalentwicklung dauert etwa 9 Monate.
    (D) Die Embryonalentwicklung dauert etwa 1 Monat.
    (E) Die Embryonalentwicklung dauert etwa 6 Monate.

37. Welcher Stoffwechselweg findet NICHT in Peroxisomen statt?

    (A) Die Konjugation von Cholsäure im Rahmen der Gallensäuresynthese
    (B) Die Biosynthese von Plasmalogenen
    (C) Die Beta-Oxidation von Phytansäure
    (D) Die Beta-Oxidation sehr langkettiger, mehrfach ungesättigter Fettsäuren
    (E) Die Beta-Oxidation von gesättigten Fettsäuren

38. Welches Hormon wird von der Hypophyse produziert?

    (A) Cortisol
    (B) Adrenalin
    (C) Prolaktin
    (D) Thyroxin
    (E) Melatonin

39. Welches Enzym ist essenziell für das Eindringen des Spermiums in die Eizelle an der Zellschichthülle Corona radiata und aus welchem Bereich wird es mit hoher Wahrscheinlichkeit exozytiert?

    (A) Peroxidase, aus dem Peroxisom
    (B) Akrosin, aus dem Peroxisom
    (C) Hydroxydlase, aus dem Akrosom
    (D) Hyaluronidase, aus dem Akrosom
    (E) Akrosin, aus dem Akrosom

40. Welche Aussage/n bezüglich der Eigenschaften der IgM-Antikörper in Bezug auf die anderen Isotypen ist/sind richtig?

    1. IgM kann die Plazentaschranke durchqueren.
    2. IgM ist der erste Isotyp, der während einer Infektion produziert wird.
    3. IgM ist der einzige Antikörper mit einer Pentamerstruktur.
    4. Dieser Antikörper besteht aus zwei schweren und vier leichten Ketten.
    5. Durch VJD Rekombination wird der IgM Antikörper in seiner Epitop Erkennungssequenz verändert.

(A) 2. und 3. sind richtig.
(B) 1. und 2. sind richtig.
(C) 2., 3. und 5. sind richtig.
(D) 3. und 5. sind richtig.
(E) 1., 3. und 4. sind richtig.

Aufgabenset 3

1. Wo im Körper findet man überall Kinozilien/Geißeln?

   1. Atemwege
   2. Spermien
   3. Darm
   4. Eierstöcke
   5. Innenohr

   (A) Nur 3. ist richtig.
   (B) 1., 2. und 4. sind richtig.
   (C) Alle sind richtig.
   (D) 3. und 5. sind richtig.
   (E) 1., 2., 4. und 5. sind richtig.

2. In welche Richtung synthetisiert die DNA-Polymerase?

   (A) 1′ – 3′ – 2′
   (B) 4′ – 5′
   (C) 5′ – 3′
   (D) 3′ – 5′
   (E) 5′ – 3′ – 3′

3. Nachfolgend siehst du ein Kreuzungsschema eines dihybriden dominant-rezessiven Erbgangs eines Hanfstängels:
   Cc dd x Cc DD (C steht für Chromatin, wie Farbe, D steht für die Dicke des Stängels)
   Welche der nachfolgenden Aussagen ist laut diesem Erbgang logisch korrekt?

   (A) Alle Allele der Eltern dieses dihybriden Erbgangs sind heterozygot vorhanden.
   (B) Alle Individuen der F1-Generation haben einen gleich dicken Stängel.
   (C) Die Individuen der F2-Generation spalten sich in den Phänotyp 9 : 3 : 3 : 1 auf.
   (D) Die Individuen der F1-Generation spalten sich im Genotyp 9 : 3 : 3 : 1 auf.
   (E) Alle Individuen der F1-Generation haben die gleiche Farbe.

4. Welcher Darmabschnitt gehört zum Dickdarm?

   (A) Colon
   (B) Jejunum
   (C) Anus
   (D) Canalis analis
   (E) Ileum

5. Welche der folgenden Therapiemöglichkeiten wird bei Tumorerkrankungen eingesetzt?

   (A) Antibiotika
   (B) Antidepressiva
   (C) Antihistaminika
   (D) Chemotherapeutika
   (E) Keine der Antwortmöglichkeiten ist korrekt.

6. Wie wird die 3. Mendel'sche Regel genannt?

(A) Spaltungsregel
(B) Uniformitätsregel
(C) Unabhängigkeitsregel
(D) Brunwellregel
(E) Genomregel

7. Welcher Hormonspiegel ist kurz vor der Ovulation am höchsten?

(A) Östrogen
(B) Oxytocin
(C) FSH
(D) LH
(E) GH

8. In welcher Phase des Zellzyklus findet die DNA-Replikation statt?

(A) Metaphase
(B) Anaphase
(C) Prophase
(D) Interphase
(E) Telophase

9. Wie heißen die vier Herzklappen?

(A) Mitral(Bikuspidal-)klappe, Lungenklappe, Trikuspidalklappe, Bikuspidalklappe
(B) Aortenklappe, Pulmonalklappe, Venenklappe, Mitral(Bikuspidal-)klappe
(C) Pulmonalklappe, Aortenklappe, Lumbalklappe, Mitral(Bikuspidal-)klappe
(D) Trikuspidalklappe, Ventrikelklappe, Mitral(Bikuspidal-)klappe, Pulmonalklappe
(E) Mitral(Bikuspidal-)klappe, Pulmonalklappe, Trikuspidalklappe und Aortenklappe

10. Welches Hormon wird von der Bauchspeicheldrüse produziert?

(A) Vasopressin
(B) Östrogen
(C) Pepsin
(D) Pepsinogen
(E) Glucagon

11. Welche SSL (Scheitel-Steiß-Länge) besitzt der Fetus in der 8. Schwangerschaftswoche, welche Merkmale prägen sich dabei aus?

(A) 30 mm, Finger und Zehenstrahlen bilden sich aus
(B) 90 mm, der Fetus ist nun theoretisch lebensfähig
(C) 90 mm, das Geschlecht ist nun erkennbar
(D) 30 mm, der Kopf ist jetzt gestreckt
(E) Keine der Antwortmöglichkeiten ist korrekt.

12. Die Aufgaben des Golgi-Apparates sind unter anderem:

(A) Proteinsynthese, Lipidsynthese, Calciumspeicherung und Biotransformation
(B) Sulfatierung, Phosphorylierung und Lipidabspaltung
(C) Glykosylierung, Proteinmarkierung, Peptidkettenabspaltung, Sulfatierung und Phosphorylierung
(D) Glykolysierung, Proteinmarkierung, Peptidabspaltung, Sulfatierung und Phosphosylierung
(E) Glykosylierung, Lipidmarkierung und Phosphatabspaltung

13. Für welche Stoffe ist die Zellmembran einfach zu passieren?

(A) Lipophile Stoffe
(B) Lipophobe Stoffe
(C) Große Moleküle
(D) Geladene Teilchen
(E) Glucose

14. Was versteht man unter einer bösartigen Tumorerkrankung?

(A) Eine Tumorerkrankung, die nicht behandelt werden kann
(B) Keine der Antwortmöglichkeiten ist korrekt.
(C) Eine Tumorerkrankung, die schnell wächst
(D) Eine Tumorerkrankung, die gutartig ist
(E) Eine Tumorerkrankung, die sich im Körper ausbreitet

15. Wie heißen die Nukleinbasen, aus denen unsere DNA aufgebaut ist?

(A) Adenin, Thymin, Cytosin und Guanin
(B) Adenin, Uracil, Acetyl, Peptin
(C) Thymin, Adenosin, Cytosol, Guanin
(D) Clucose, Stickstoff, Purin, Guanin
(E) Amylase, Polymerase, Thymin, Cytosol

16. Welche Eigenschaften besitzen Histone?

(A) sauer, negativ
(B) sowohl sauer als auch basisch, abhängig vom Histon
(C) basisch, positiv
(D) sauer, positiv
(E) basisch, negativ

17. Welche Aussage zum Thema Endosymbiontentheorie ist am ehesten korrekt?

(A) Der Golgi-Apparat ging aus dem endoplasmatischen Retikulum hervor, weshalb eine optische Verbindung der beiden Zellorganellen besteht.
(B) Das raue endoplasmatische Retikulum ging ursprünglich aus dem Ribosom hervor.
(C) Das Mitochondrium war einst ein eigenständiger Prokaryot.
(D) Der Zellkern ist mit dem Nucleolus eine Symbiose eingegangen. Vorher waren beide eigenständige Prokaryoten.
(E) Bakterien zählten ursprünglich zu den Eukaryoten und haben ihren Zellkern im Verlauf verloren.

Notizen

18. Wo befinden sich die Schwann'schen Zellen?

(A) zentrales Nervensystem
(B) Rückenmark
(C) peripheres Nervensystem
(D) vegetatives Nervensystem
(E) enterisches Nervensystem

19. Was ist kein Neurotransmitter?

(A) Dopamin
(B) Adrenalin
(C) Acetylcholin
(D) Kreatinin
(E) Serotonin

20. Was entwickelt sich aus dem äußere Keimblatt?

(A) Verdauungssystem
(B) Bindegewebe
(C) Haut
(D) Nerven
(E) Atmungssystem

21. Welche Blutzellen werden vorwiegend außerhalb des Knochenmarks gebildet?

(A) Lymphozyten
(B) Monozyten
(C) Plasmazellen
(D) Granulozyten
(E) Alle Blutzellen entstehen im Knochenmark

22. Welche Aussage über die Morula ist richtig?

(A) Sie besteht aus Trophoblast und Embryoblast.
(B) Sie besteht aus ca. 32 Zellen.
(C) Ihre Zellen sind pluripotent.
(D) Ihre Zellen sind totipotent.
(E) Keine Aussage ist richtig.

23. Wie wird die Gesamtheit der Zellen und Strukturen, die sich zum Fetus entwickeln, in keinem Entwicklungsstadium so je genannt?

(A) Morula
(B) Zygote
(C) Maulbeere
(D) Blastozyste
(E) Keimblatt

Notizen

24. Wo werden Erythrozyten gebildet?

(A) Bauchspeicheldrüse
(B) Knochenmark
(C) Milz
(D) Leber
(E) Nebennieren

25. Kinozilien bestehen aus …

(A) Mikrotubuli
(B) Zellspindel
(C) Intermediärfilamenten
(D) Proteinfilamenten
(E) Aktinfilamenten

26. Was trifft auf Genmutationen zu?

1. Sie sind mikroskopisch unsichtbare, molekulare Änderungen der Basensequenz des Erbmaterials.
2. Sie können zu Änderungen des Chromosomenbaus führen.
3. Sie können auch folgenlos bleiben (neutrale Mutation).
4. Sie führen zu Zellen mit abweichender Chromosomenzahl.
5. Sie können durch Non-Disjunction entstehen.

(A) Nur 1. ist richtig.
(B) 1., 2. und 3. sind richtig.
(C) Alle sind richtig.
(D) 1. und 2. sind richtig.
(E) 3.,4.,5. sind richtig.

27. Wie viele Zähne hat ein Erwachsener?

(A) 32
(B) 25
(C) 40
(D) 18
(E) 30

28. Was fand sich in der Uratmosphäre <u>NICHT</u>?

(A) Ammoniak
(B) Wasserstoff
(C) Methan
(D) Kohlenmonoxid
(E) Kohlenstoff

29. Welche der folgenden Aussagen zur molekularen Genetik ist <u>FALSCH</u>?

(A) 3 der 64 Codons agieren als sogenannte Stoppcodons.
(B) Oxidationen, Decarboxylierungen und Glykosylierungen sind posttranskriptionale Modifikationen.
(C) Alternatives Splicing sorgt dafür, dass aus prä-mRNA, verschiedene mRNAs gemacht werden können.
(D) Die Translation findet nicht im Nukleus statt.
(E) Am 5'-Ende der RNA wird eine Cap-Struktur angehängt.

30. Welche Aussagen über Thrombozyten sind zutreffend?

1. Sie enthalten Mikrotubuli und Aktinfilamente.
2. In Ausstrichpräparaten ist ein Granulomer und ein Hyalomer zu erkennen.
3. Sie werden von Makrophagen abgebaut.
4. Sie vermehren sich durch Wachstum und Teilung.
5. Sie enthalten meist mehrere Zellkerne.
6. Bei Verminderung der Thrombozytenzahl besteht eine erhöhte Blutungsneigung.

(A) Nur 2.,3. und 5. sind richtig.
(B) Alle sind richtig.
(C) Nur 1., 2. und 4. sind richtig.
(D) Nur 4.,5. und 6. sind richtig.
(E) Nur 1., 2., 3. und 6. sind richtig.

31. Elektrische Stimulation bildet in Zellen ein sogenanntes Aktionspotenzial (AP) aus, welches als ein charakteristisches Spannungssignal an der Zellmembran anlegt. Durch elektromechanische Kopplung entsteht Kontraktion. Welche der untenstehenden Behauptungen sind richtig?

1. Der zeitliche Verlauf des AP ist für alle Zellen gleich.
2. Skelettmuskelzellen zeigen längere AP-Dauern als Herzmuskelzellen.
3. Herzmuskelzellen zeigen nach der Depolarisation eine sehr lange dauernde Plateauphase im AP.
4. Die mechanische Antwort auf eine Aktivierung (Kontraktionskraft) setzt wesentlich langsamer und später ein als die elektrische (Depolarisation des AP).

(A) 3. und 4. sind richtig.
(B) 1. und 3. sind richtig.
(C) 1. und 2. sind richtig.
(D) 2. und 4. sind richtig.
(E) 1. und 4. sind richtig.

32. Welche Art von Gaumen gibt es?

(A) schmaler Gaumen und breiter Gaumen
(B) rauer Gaumen und glatter Gaumen
(C) kleiner Gaumen und großer Gaumen
(D) harter Gaumen und weicher Gaumen
(E) dicker Gaumen und dünner Gaumen

33. Welche Aussage/n über die Leber ist/sind richtig?

1. Die Leber ist die größte Drüse des Körpers.
2. Die Leber ist durch seine Energiereserven für die Versorgung wichtiger Organe verantwortlich.
3. Die Leber ist für die Produktion von Albumin verantwortlich.
4. Ohne die Leber würde das Blutgerinnungssystem nicht funktionieren.

(A) Alle sind richtig.
(B) Nur 4 ist richtig.
(C) 1., 2. und 3. sind richtig.
(D) 2. und 4. sind richtig.
(E) 1. und 3. sind richtig.

34. In welchem Frequenzbereich können Töne in etwa wahrgenommen werden?

(A) 0,04 Hz bis 25 kHz
(B) 16 Hz bis 20 kHz
(C) 0,01 Hz bis 19,5 Hz
(D) 5 Hz bis 30 kHz
(E) 0,05 Hz bis 18 kHz

35. In welcher Form liegt die DNA im Mitochondrium vor?

(A) in Form eines Chromosoms
(B) im Mitochondrium gibt es keine DNA
(C) schwimmt in der Matrix
(D) viele verschiedene Formen
(E) ringförmig

36. Welche Mechanorezeptoren besitzt die Haut?

(A) Meissner'sche, Merkel'sche und Ruffini'sche Körperchen
(B) Meissner'sche und Merkel'sche Körperchen
(C) Ruffini'sche und Krause'sche Körperchen
(D) Meissner'sche, Vater-Pacini und Merkel'sche Körperchen
(E) Vater-Pacini, Ruffini und Merkel'sche Körperchen

37. Wie viele Spinalnervenpaare hat der Mensch?

(A) 12
(B) 31
(C) 30
(D) 46
(E) 23

38. Was bildet den größten Bestandteil des Zytoplasma?

(A) Proteine
(B) Wasser
(C) Polysaccharide
(D) RNA
(E) Lipide

39. Wofür ist die rechte Hälfte des Herzens zuständig?

(A) Um das Blut in das Gehirn zu befördern
(B) Um das Blut in den Lungenkreislauf zu befördern
(C) Um das Blut in den Körperkreislauf zu befördern
(D) Um das Blut in die Nieren zu befördern
(E) Um das Blut in die Leber zu befördern

40. Welche Aussage zu den Immunzellen ist richtig?

(A) Die Immunzellen rezirkulieren im Blut- und Lymphgefäßsystem.
(B) Die Immunzellen werden im Knochenmark gebildet und geprägt.
(C) Die Makrophagen stellen das Bindeglied zwischen spezifischen und ungenauem Immunsystem da.
(D) Keine der Antwortmöglichkeiten ist richtig.
(E) Die B-Lymphozyten sind für die Phagozytose zuständig.

Aufgabenset 4

1. In einer Engstelle im Luftröhrensystem der Lunge ist:

1. der Druck der Atmungsluft auf die Wände erhöht
2. die Gefahr von Turbulenzen bei rascher Atmung erhöht
3. die Strömungsgeschwindigkeit der Luft verringert
4. die Strömungsgeschwindigkeit der Luft erhöht, der Druck auf die Wand erniedrigt

(A) 1., 2. und 3. sind richtig.
(B) Alle Antwortmöglichkeiten sind korrekt.
(C) Nur 4. ist richtig.
(D) 1. und 3. sind richtig.
(E) 2. und 4. sind richtig.

2. Wie heißt das mittlere Keimblatt?

(A) Mesoderm
(B) Ektoderm
(C) Mittelderm
(D) Entoderm
(E) Masoderm

3. Was ist für den Abbau von Zellen verantwortlich?

(A) Lysosomen
(B) Mikrotubuli
(C) Kinozilien
(D) Peroxisomen
(E) Proteasomen

4. In welche Kategorie der Nahrungskette fällt die Spezies Panthera leo (Löwe) der Gattung Eigentliche Großkatzen?

(A) Primärproduzenten
(B) Sekundärproduzenten
(C) Primärkonsumenten
(D) Detritus
(E) Sekundärkonsumenten

5. Welche Struktur im Ohr schließt an das Trommelfell innen an?

(A) Amboss
(B) Steigbügel
(C) Ovales Fenster
(D) Rundes Fenster
(E) Hammer

6. Aus welchen drei Schichten sind Blutgefäße aufgebaut?

(A) Tunica intima, Tunica media und Tunica adventitia
(B) Tunica Intima, Tunica Arachnophobia, Tunica Mater
(C) Tunica intima, Tunica media und Tunica externa
(D) Tunika, Robe und Gewand
(E) Tunica retina, Tunica arachnoidea, Tunica pia

7. Welche posttranslationale Modifizierung von Proteinen erfolgt NICHT im Golgi-Apparat?

(A) Sulfatierung
(B) Hydrolysierung
(C) Abspaltung von Peptidketten
(D) Glykosylierung
(E) Markierung für den Transport in Lysosomen

8. Welches der nachfolgenden Strukturen hat an keiner Stelle einschichtiges Plattenepithel?

(A) Pleura
(B) Alveolen
(C) Drüsenausführungsgänge
(D) Peritoneum
(E) Endothel

9. Zu welcher systematischen Klasse gehört die Spezies *Homo sapiens*?

(A) Säugetiere
(B) Fische
(C) Reptilien
(D) Amphibien
(E) Vögel

10. Wie viele Regeln zur Vererbung von Merkmalen hat Mendel postuliert?

(A) 3
(B) 2
(C) 5
(D) 1
(E) 4

11. Welcher Antikörper vermittelt Schutz vor Parasiten?

(A) IgB
(B) IgM
(C) IgE
(D) IgA
(E) IgG

12. In welchem Stadium nistet sich die befruchtete Eizelle in die Gebärmutter ein?

(A) Oogonie
(B) 2-Zell-Stadium
(C) Morula
(D) 4-Zell-Stadium
(E) Blastozyste

13. Ab wann spricht man von einer Schwangerschaft?

(A) je nach Definition unterschiedlich (Befruchtung, Einnistung, letzte Menstruation, Ovulation o. Ä.)
(B) Ab der Einnistung
(C) Ab der Gastrulation
(D) Ab dem Zygotenstadium
(E) Ab der Befruchtung

14. Welche Phagozyten findet man in der Nähe von Nervenzellen?

(A) Kupfer'sche Sternzellen
(B) Immunoglobulin G-produzierende Plasmazellen
(C) Mikrogliazellen
(D) Astrozyten
(E) Langerhanszellen

15. Der menschlichen Körper wird durch sein hochverzweigtes Gefäßsystem aus Arterien, Venen und Kapillaren mit den Nährstoffen aus dem Essen und Trinken des Alltags versorgt. Manche Strukturen sind jedoch nicht an das Gefäßsystem angeschlossen. Welches der nachfolgenden Gewebe wird durch Diffusion aus der Umgebung statt durch Kapillaren ernährt?

(A) Fingernagel
(B) adultes Knorpelgewebe
(C) Haarwurzel
(D) Zahnwurzel
(E) Mundschleimhaut

16. Welche der folgenden Begriffe bezeichnet das Zusammenfügen der Exons eines Gens zu entsprechenden Sequenzen der reifen mRNA?

(A) Restriktion
(B) Capping
(C) Transkription
(D) Translation
(E) Splicing

17. Was entsteht aus den vier haploiden Zellen, die bei der Meiose der Frau entstanden sind?

(A) 1 Eizelle, 3 Polkörperchen
(B) 3 Eizellen, 1 Polkörperchen
(C) 4 Polkörperchen
(D) 4 Eizellen
(E) 2 Polkörperchen, 1 Eizelle, 1 Reservezelle

18. Welche der unten angeführten Zellorganellen besitzt eine doppelte Membran?

(A) Microbodies
(B) Mitochondrium
(C) Lysosom
(D) Ribosom
(E) Golgi-Apparat

Notizen

19. In welche möglichen Untergruppen werden die Leukozyten eingeteilt?

(A) T-Lymphozyten, Thymus
(B) Makrophagen, Killerzellen, B-Lymphozyten
(C) Beta-Globuline, Gamma-Globuline
(D) Granulozyten, Lymphozyten und Monozyten
(E) Albumine, Globuline

20. Wie viele Biomembranen haben Mitochondrien?

(A) 2
(B) 4
(C) 5
(D) 3
(E) 1

21. Welche seröse/n Höhle/n befinden/t sich oberhalb des Zwerchfells?

1. Pleurahöhle
2. Brusthöhle
3. Herzbeutelhöhle
4. Bauchhöhle

(A) 2. und 4. sind richtig.
(B) Alle sind richtig.
(C) 1. und 3. sind richtig.
(D) 1., 2. und 3. sind richtig.
(E) Nur 4. ist richtig.

22. Was versteht man unter dem Begriff *Onkogen*?

(A) Keine der Antwortmöglichkeiten ist korrekt
(B) Gutartiger Tumor
(C) Krebsauslösendes Gen
(D) Zellteilung
(E) Bösartiger Tumor

23. Welche Art hat laut Darwin die besten Überlebensmöglichkeiten?

(A) Die am besten angepasst Art
(B) Die schlauste Art
(C) Die stärkste Art
(D) Die größte Art
(E) Die flinkeste Art

24. Was gilt <u>NICHT</u> als Auslöser von Mutationen?

(A) UV-Strahlung
(B) Infrarotstrahlung
(C) Alkohol
(D) Gammastrahlung
(E) Radioaktive Strahlung

25. Welche Aussage zum 1. Trimenon ist NICHT korrekt?

(A) Organogenese
(B) Bildung des Gesichts
(C) Höchstes Risiko für Fehlgeburt
(D) Pränataldiagnostik ist möglich
(E) Alle Bestandteile des menschlichen Körpers sind angelegt.

26. Welche Aussage bezüglich der T-Lymphozyten ist korrekt?

(A) Reifen im Thymus
(B) Bilden Antikörper
(C) Bilden Immunglobine
(D) Können nicht zu Gedächtniszellen differenzieren
(E) Keine der oben genannten Antworten ist richtig.

27. Wie lautet die Basenabfolge des Startcodons?

(A) UAG
(B) AUG
(C) AGU
(D) UAA
(E) UGA

28. Welche Mutation entsteht durch die Veränderung einer einzigen Base in einem Basentripplet?

(A) Deletion
(B) Addition
(C) Punktmutation
(D) Rastermutation
(E) Substitution

29. Welcher der folgenden Aussagen zur Physiologie der Niere ist FALSCH?

(A) Im Sammelrohr werden Haupt- und Schaltzellen unterschieden.
(B) Im proximalen Tubulus wird NaCl zu etwa 60 % resorbiert.
(C) Der definitive Harn ist hyperton und hat einen pH-Wert von 5,5.
(D) Der gerade Teil vom proximalen und distalen Tubulus sowie der Intermediärtubulus bilden die Henle-Schleife.
(E) Im aufsteigenden Teil der Henle-Schleife wird insbesondere Wasser resorbiert.

30. Welche Zellen zählen zu den Antigen-präsentierenden Zellen (APCs)?

(A) Monozyten, T-Lymphozyten, T-Helferzellen, Antikörper
(B) Das Komplementsystem und Interleukine
(C) Natürliche Killerzellen und Antikörper
(D) Monozyten, Makrophagen, Dendritische Zellen, B-Lymphozyten
(E) Granulozyten, B-Lymphozyten und T-Lymphozyten

Notizen

31. Was sind Hortega-Zellen?

(A) Mikrogliazellen
(B) Spielen eine wichtige Rolle bei der Herzmuskulatur
(C) Spezielle Zellen im Magen-Darm-Trakt
(D) Keine der Antwortmöglichkeiten ist richtig.
(E) Rezeptoren der Haut

32. Welche Aussagen über Kinozilien und Geißeln sind richtig?

(A) Kinozilien und Geißeln kommen ausschließlich im Gastrointestinaltrakt vor.
(B) Kinozilien und Geißeln sind unbeweglich.
(C) Kinozilien bestehen aus Intermediärfilamenten, Geißeln aus Aktinfilamenten.
(D) Kinozilien und Geißeln haben einen hydrophilen Kern.
(E) Geißeln und Kinozilien bestehen aus Mikrotubuli.

33. Wie viele Neuronen hat das menschliche Gehirn ungefähr?

(A) 100 Milliarden
(B) 500 Millionen
(C) 100 Millionen
(D) 500 Milliarden
(E) 100 Tausend

34. Wie viele Klappen besitzt das Herz?

(A) 6: 2 Mitralklappen, 2 Pulmonalklappen, 2 Klappen jeweils am Eingang in den Vorhof
(B) 4: 2 Segelklappen und 2 Taschenklappen
(C) 4: 2 Netzklappen,2 Taschenklappen
(D) 6: 2 Segelklappen, 2 Taschenklappen und 2 Klappen jeweils am Eingang in den Vorhof
(E) 3: 2 Segelklappen und 1 Taschenklappe

35. Wo endet das Rückenmark?

(A) Cauda equina
(B) 3. Lendenwirbel
(C) Conus medullaris
(D) Keine der Antwortmöglichkeiten ist richtig.
(E) Foramen magnum

36. Aus welchen Bestandteilen besteht ein Nukleotid?

(A) Einer Base, Diphosphat, Desoxyribose
(B) Einer Base, Phosphat, Ribose
(C) Einer Base, Phosphat, Desoxyribose
(D) Zwei Basen, Diphosphat, Desoxyribose
(E) Einer Base, Diphosphat, Ribose

Notizen

37. Was passiert in der 13. Schwangerschaftswoche (p. c.)?

(A) Der Fetus öffnet erstmalig die Augen.
(B) Der Fetus schluckt das erste Mal Fruchtwasser.
(C) Die Mutter spürt die ersten Bewegungen des Fetus.
(D) Der Fetus ist 12 cm groß.
(E) Der Fetus uriniert das erste Mal.

38. Aus welchen Phasen besteht die Proteinbiosynthese?

(A) Translation und DNA-Replikation
(B) Translation alleine
(C) Translation und Transkription
(D) Translation und Splicing
(E) Translation und Biosynthese

39. Aus welchem Epithelgewebe ist das Endothel der Blutgefäße aufgebaut?

(A) Verhornendes Plattenepithel
(B) Urothel
(C) Einschichtiges Plattenepithel
(D) Mehrschichtiges Plattenepithel
(E) Einschichtig hochprismatisches Epithel

40. Was ist KEINE Aufgabe des Zytoskeletts?

(A) Sorgt für Mobilität in der Zelle
(B) Sorgt für Stabilität der Zelle
(C) Bewerkstelligt die Zellteilung
(D) Herstellung von Proteinen
(E) Essenziell für intrazelluläre Transportvorgänge

Aufgabenset 5

1. Für was steht die Abkürzung CD4, welche unter anderem wichtig für die AIDS-Krankheit ist?

(A) Cluster of Defamation 4
(B) Cluster of Determination 4
(C) Cluster of Detection 4
(D) Cluster of Differentiation 4
(E) Cluster of Deprivation 4

2. Wo befinden sich die Gehörknöchelchen (Hammer, Amboss und Steigbügel)?

(A) im Innenohr
(B) im Mittelohr
(C) in der Ohrmuschel
(D) im Schneckengang
(E) im äußeren Gehörgang

Notizen

3. Wohin führt die Pulmonalvene?

(A) In die rechte Herzkammer
(B) In den rechten Vorhof
(C) In die Lunge
(D) In die linke Herzkammer
(E) In den linken Vorhof

4. Wie vermehren sich die menschlichen Mitochondrien?

(A) Regression
(B) Zweiteilung
(C) Meiose
(D) Meiose 1
(E) Meiose 2

5. Welche Bezeichnung ist für die überkreuzten Bereiche von mütterlichen und väterlichen Chromosomen während des Crossing-over korrekt?

(A) Zentromer
(B) Chromatid
(C) Zygote
(D) Chromosom
(E) Chiasma

6. Wie lange dauert eine Schwangerschaft durchschnittlich (ab Zeitpunkt der Befruchtung)?

(A) 270 Tage
(B) 287 Tage
(C) 220 Tage
(D) 284 Tage
(E) 250 Tage

7. Welche der Aussagen zu Gliazellen ist FALSCH?

(A) Sie bilden die Blut-Hirn-Schranke.
(B) Sie sorgen für gegenseitige elektrische Isolation der Nervenzelle.
(C) Sie bilden ein Stützgerüst für die Nervenzellen.
(D) Sie bilden Kerngebiete im Hirnstamm für die Reizverarbeitung.
(E) Sie sind zuständig für Stoff- und Flüssigkeitstransport.

8. Was ist der Hämatokrit?

(A) Der prozentuelle Anteil an Thrombozyten
(B) Der prozentuelle Anteil an Leukozyten
(C) Der Grad einer Entzündung
(D) Der prozentuelle Anteil aller Blutzellen am Gesamtblut
(E) Der prozentuelle Anteil an Erythrozyten

Notizen

9. In Zellen welchen Gewebes wird das raue endoplasmatische Retikulum auch Nissl-Scholle genannt?

(A) Epithelgewebe
(B) Bindegewebe
(C) Stützgewebe
(D) Nervengewebe
(E) Muskelgewebe

10. Wie heißt die Struktur, die die neu synthetisierten DNA-Sequenzen mit dem restlichen DNA-Strang verbindet?

(A) DNA-Polymerase
(B) RNA-Polymerase
(C) Primase
(D) Primer
(E) DNA-Ligase

11. Was ist das längste Stadium während der Prophase 1 der Meiose?

(A) Pachytän
(B) Leptotän
(C) Diktyotän
(D) Zygotän
(E) Diplotän

12. Aus welchem zweiten, übergeordneten Komponenten besteht das Nervengewebe neben den Nervenzellen noch?

(A) Gliazellen
(B) Ependymzellen
(C) Rückenmarkszellen
(D) Oligodendrozyten
(E) Schwann-Zellen

13. In welchem Organ werden die Erythrozyten vornehmlich abgebaut?

(A) Niere
(B) Rotes Knochenmark
(C) Herz
(D) Lunge
(E) Milz

14. Ab wann beginnt man die Frucht einer Graviden *Fetus* statt *Embryo* zu nennen?

(A) Ca. ab der 5. SSW
(B) Von Beginn an
(C) Ca. ab der 4. SSW
(D) Ab der Geburt
(E) Ca. ab der 9. SSW

15. Wie verhält sich der Vererbungsmodus einer autosomal-dominanten Erbkrankheit, wenn ein Elternteil heterozygot erkrankt und der andere gesund ist?

(A) 75 % der Kinder sind erkrankt (25 % homozygot und 50 % heterozygot Erkrankte) und 25 % sind homozygot gesunde Kinder.
(B) Alle Kinder sind heterozygot gesund.
(C) Alle Kinder sind heterozygote Merkmalsträger.
(D) 50 % ihrer Söhne sind erkrankt (Merkmalsträger) und 50 % der Töchter sind wiederum Konduktorinnen.
(E) Für jedes Kind, unabhängig vom Geschlecht, ergibt sich damit bei einem autosomal-dominanten Erbleiden eine Erkrankungswahrscheinlichkeit von 50 %.

16. Was bedeutet der Begriff *dominant* in Bezug auf die Vererbungslehre?

(A) Ein Gen, von dem eine Mischform beider Allele ausgeprägt wird
(B) Ein Gen, welches nur in einem haploiden Chromosomensatz ausgeprägt wird
(C) Ein Merkmal, welches in jedem Fall ausgebildet wird, sobald es in einem Allel eines Gens vorliegt
(D) Ein Merkmal, welches nur dann ausgebildet wird, wenn es in beiden Allelen eines Gens vorliegt
(E) Ein Gen, von dem beide Allele nebeneinander ausgeprägt werden.

17. Welches Gewebe umgibt die Bauchorgane von außen?

(A) Epidermis
(B) Äußeres Bauchfell
(C) Mesenterium
(D) Inneres Bauchfell
(E) Mesenchym

18. Wie ist die spezielle Anordnung von Mikrotubuli in Zilien beschreibbar?

(A) 9*2+2-Struktur
(B) Dupletten-Struktur
(C) A-B-Struktur
(D) 9*(2+2)-Struktur
(E) A+B-Tubulus

19. Welche Struktur existiert in Prokaryoten <u>NICHT</u>?

(A) Chromosomen
(B) Zucker
(C) Introns
(D) Basen
(E) Exons

20. Welcher Ablauf der Zellteilung ist korrekt?

(A) Prophase – Metaphase – Anaphase – Telophase
(B) Prophase – Telophase – Metaphase – Anaphase
(C) Interphase – Prophase – Anaphase – Telophase
(D) Metaphase – Prophase – Anaphase – Telophase
(E) Telophase – Metaphase – Anaphase – Prophase

21. Was passiert NICHT in der Telophase?

(A) Es bilden sich zwei identische Tochterkerne.
(B) Zwei identische Tochterzellen entstehen.
(C) Die Plasmamembran wird gebildet.
(D) Die Chromosomen erhalten eine Kernmembran.
(E) Die Chromatiden werden zu den Polen gezogen.

22. Die Gesamtheit aller Gliazellen fasst man unter welcher Bezeichnung zusammen?

(A) Nissl-Schollen
(B) Nervenfasern
(C) Ganglienzellen
(D) Keine Antwortmöglichkeit ist korrekt.
(E) Neuroglia

23. Wie lange dauert eine Schwangerschaft?

(A) 35 Wochen
(B) 30 Wochen
(C) 38 Wochen
(D) 45 Wochen
(E) 50 Wochen

24. Welche Hormone überwiegen in der zweiten Hälfte des weiblichen Zyklus?

(A) Östradiol und FSH
(B) Progesteron und Östradiol
(C) Progesteron und LH
(D) LH und FSH
(E) Östrogene und FSH

25. Was gehört NICHT zu den glandotropen Hormonen?

(A) ACTH
(B) MSH
(C) LH
(D) FSH
(E) TSH

26. Was ist bezüglich Zellmembranen richtig?
Die (H_2O)-Permeabilität der Plasmamembran …

1. wird durch Membranproteine, so genannte *Aquaporine* wesentlich gesteigert
2. ist vernachlässigbar klein
3. ist die Grundvoraussetzung für das Auftreten von osmotischen Phänomenen an lebenden Zellen
4. wird durch sogenannte Ionenkanäle bewerkstelligt

(A) Alle Antwortmöglichkeiten sind korrekt.
(B) 1. und 3. sind richtig.
(C) Nur 4. ist richtig.
(D) 1., 2. und 3. sind richtig.
(E) 2. und 4. sind richtig.

27. Welche Aussage beschreibt die DNA-Struktur am besten?

(A) Ringförmig
(B) U-förmig
(C) S-förmig
(D) Strangförmig
(E) I-förmig

28. Was sind die Bestandteile des Zytoskeletts?

(A) Kinozilien, Geißeln und Mikrovilli
(B) Mikrotubuli, Zentriolen und Zentromere
(C) Aktinfilamente, Myosinfilamente und Intermediärfilamente
(D) Aktinfilamente, Intermediärfilamente und Mikrotubuli
(E) Erythrozyten, Thrombozyten und Leukozyten

29. Wo befindet sich jeweils die graue Substanz im Gehirn und im Rückenmark vorrangig?

(A) Gehirn: außen, RM: innen
(B) Gehirn: innen, RM: innen
(C) Gehirn: innen, RM: außen
(D) Gleichmäßig innen und außen
(E) Gehirn: außen, RM: außen

30. In welchem Teil des Gehirns befindet sich die Sehrinde?

(A) Pons
(B) Temporallappen
(C) Parietallappen
(D) Okzipitallappen
(E) Cortex

31. Wann wird der Embryo als Fetus bezeichnet?

(A) Nach etwa 20 Wochen post conceptionem
(B) Wenn der Herzschlag einsetzt
(C) Wenn alle Organe angelegt sind
(D) Bei der ersten eigenständigen Bewegung des Körpers
(E) Nach 2 Wochen

32. Wo wird Wasser aus dem Primärharn rückresorbiert?

(A) Tubulussystem
(B) Nur in der Henle'schen Schleife
(C) Markpyramide
(D) Sammelrohr und Nierenkanälchen
(E) Nur im distalen Tubulus

33. Welche der folgenden Aussagen ist zutreffend bezüglich der Nekrose?

(A) Ist definiert als Zelltod, hervorgerufen durch Gewebeschädigung
(B) Ist ein Synonym für Apoptose
(C) Gilt als Verdauung fehlerhafter Zellen
(D) Ist ein Hormon
(E) Ist ein Reparaturmechanismus der Zelle

34. Welche Art von Leukozyten nehmen den größten Anteil an der Gesamtmenge der Leukozyten ein?

(A) Basophile Granulozyten
(B) Monozyten
(C) Eosinophile Granulozyten
(D) Neutrophile Granulozyten
(E) Lymphozyten

35. Wo findet die Translation statt?

(A) In der Kernmembran
(B) An den Ribosomen im Zytoplasma
(C) Extrazellulär
(D) Im Zellkern
(E) Am Golgi- Apparat

36. In welchen Blutgefäßen treten Thromben vorrangig auf?

(A) Venen
(B) Venolen
(C) Kapillaren
(D) Arteriolen
(E) Arterien

37. Wenn die in einer Gemeinschaft lebenden Organismen in Verbindung mit den abiotischen Faktoren ihrer Umgebung alle als ein System interagieren, nennt man diese Begebenheit …?

(A) eine Nahrungskette
(B) eine Biozönose
(C) eine Biosphäre
(D) eine Symbiose
(E) ein Ökosystem

38. Durch welchen Apparat kann das Kammerwasser abfließen?

(A) Schlemm-Kanal
(B) Zentral-Kanal
(C) Kalium-Kanal
(D) Wasser-Kanal
(E) Carrier-Kanal

39. Welches Stadium der Embryologie folgt direkt nach dem der Morula?

(A) Fetus
(B) Embryo
(C) Trophoblast
(D) Gastrula
(E) Zygote

40. Was passiert bei der passiven Immunisierung?

(A) Bei der passiven Immunisierung werden Antikörper verabreicht, die gegen ein bestimmtes Antigen von Erreger sind.
(B) Bei der passiven Immunisierung kommt es zur Immunantwort.
(C) Die passive Immunisierung benötig 1–2 Wochen um zu wirken.
(D) Bei der passiven Immunisierung werden Gedächtniszellen gebildet.
(E) Die passive Immunisierung hält 1 Jahr.

Aufgabenset 6

1. Aus welchen Nukleinbasen besteht die RNA?

(A) Adenin, Uracil, Cytosin, Guanin
(B) Adenin, Uracil, Thymin, Guanin
(C) Adenin, Thymin, Cytosin, Guanin
(D) Adenin, Uracil, Cytosin, Guanin
(E) Thymin, Uracil, Cytosin, Guanin

2. Welche ist die indirekte Kontaktstelle zwischen distalem Tubulus und Glomerulus eines Nephrons?

(A) Juxtaglomerulärer Apparat
(B) Henle'sche Schleife
(C) Bowman-Kapsel
(D) Proximaler Tubulus
(E) Nierenpapille

3. Was trifft <u>NICHT</u> auf den Golgi-Apparat zu?

(A) Das Trans-Golgi-Netzwerk ist auf der Seite des Golgi-Apparats, die sich der Zellwand zuwendet.
(B) Der Golgi-Apparat hat seine eigene DNA.
(C) Der Golgi-Apparat nimmt teil an der Proteinbiosynthese.
(D) Der Golgi-Apparat stellt Lysosomen her.
(E) Der Golgi-Apparat besteht, unter anderem, aus Stapeln.

4. Wie nennt man den Übergang zwischen Dünndarm und Dickdarm?

(A) Ileocolonalklappe
(B) Ileumtransit
(C) Colon ascendens
(D) Appendix
(E) Ileozökalklappe

Notizen

5. Welche Aussage/n über Stromeinwirkung auf das menschliche Herz trifft/treffen zu?

1. Es kann Herzflimmern ausgelöst werden.
2. Während eines bestimmten Zeitintervalls des Herzzyklus ist die Gefahr eines tödlichen Stromunfalls besonders hoch.
3. Hochfrequenter Wechselstrom von etwa 1 mA hat keine lebensbedrohliche Wirkung.
4. Technischer Wechselstrom (50 Hz) kann die elektrische Aktivität des Herzens nicht wesentlich beeinflussen.

(A) 1., 2. und 3. sind richtig.
(B) Nur 4. ist richtig.
(C) Alle Antwortmöglichkeiten sind korrekt.
(D) 1. und 3. sind richtig.
(E) 2. und 4. sind richtig.

6. Nach wie vielen Tagen (p. c.) entwickelt sich die Neuralrinne?

(A) 9 Tagen
(B) 17 Tagen
(C) 23 Tagen
(D) 19 Tagen
(E) 28 Tagen

7. In welchen Darmabschnitt münden die Gänge von Leber, Gallenblase und Bauchspeicheldrüse, die gemeinsam aus dem hepatopankreatischen Ring entsprungen sind?

(A) Antrum
(B) Ileum
(C) Pylorus
(D) Jejenum
(E) Duodenum

8. Aus welchem Grundbestandteil bestehen Mikrovilli?

(A) Intermediärfilamente
(B) Kinozilie
(C) Aktinfilamente
(D) Geißel
(E) Mikrotubuli

9. Welcher Neurotransmitter fördert inhibitorisches postsynaptisches Potenzial (IPSP)?

(A) GABA
(B) Serotonin
(C) Dopamin
(D) Acetylsalicylsäure
(E) Acetylcholin

10. Welche der folgenden Methoden wird zur Diagnose von Tumoren eingesetzt?

(A) Keine der Antwortmöglichkeiten ist korrekt.
(B) Alle drei Methoden können verwendet werden.
(C) Röntgen
(D) Ultraschall
(E) Magnetresonanztomografie (MRT)

Notizen

11. Aus welcher Struktur entwickelt sich die segmentale Gliederung des Körpers während der Embryonalentwicklung?

(A) Aus dem Dottersack
(B) Aus den Somiten im Mesoderm
(C) Aus der Amnionhöhle
(D) Aus dem Neuralrohr
(E) Aus den Somiten im Endoderm

12. Welche Aussage/n über die Leber ist/sind richtig?

1. Die Leber ist die größte Drüse des Körpers.
2. Die Leber ist durch seine Energiereserven für die Versorgung wichtiger Organe verantwortlich.
3. Die Leber ist für die Produktion von Albumin verantwortlich.
4. Ohne die Leber würde das Blutgerinnungssystem nicht funktionieren.

(A) Alle sind richtig.
(B) Nur 4. ist richtig.
(C) 2. und 4. sind richtig.
(D) 1. und 3. sind richtig.
(E) 1., 2. und 3. sind richtig.

13. Welche Zellen bilden die Myelinscheiden im ZNS?

(A) Astrocyten
(B) Mantelzellen
(C) Oligodendrozyten
(D) Mikrogliazellen
(E) Schwann-Zellen

14. Wo findet die Befruchtung statt?

(A) Normalerweise im Scheidenvorhof
(B) Normalerweise im Eierstock
(C) Normalerweise im Eileiter
(D) Normalerweise im Uterus
(E) Normalerweise im Scheide

15. Wie wird der Zellkontakt zwischen Aktinfilamenten genannt?

(A) Zonula occludens
(B) Zonula adherens
(C) Gap Junctions
(D) Desmosom
(E) Zonula cohaesionis

16. Wie bezeichnet man die befruchtete Eizelle?

(A) Fetus
(B) Nephron
(C) Zygote
(D) Dermium
(E) Plazenta

Notizen

17. Welche ist die korrekte zeitliche Einteilung der zellulären Phase der Embryonalentwicklung?

(A) Beginnend mit der Nidation bis zum 16. Tag p. c.
(B) Beginnend mit dem Ende der 8. SSW bis zum 60. Tag p. c.
(C) Beginnend mit der Befruchtung bis zum 16. Tag p. c.
(D) Beginnend mit dem 16. Tag p. c. bis zum Ende der 4. SSW
(E) Beginnend mit dem 60. Tag p. c. bis zur Geburt

18. Was trifft auf Genmutationen zu?

1. Sie sind mikroskopisch unsichtbare, molekulare Änderungen der Basensequenz des Erbmaterials.
2. Sie können zu Änderungen des Chromosomenbaus führen.
3. Sie können auch folgenlos bleiben (neutrale Mutation).
4. Sie führen zu Zellen mit abweichender Chromosomenzahl.
5. Sie können durch Non Disjunction entstehen.

(A) Nur 1. ist richtig.
(B) 1. und 2. sind richtig.
(C) 1., 2. und 3. sind richtig.
(D) 3., 4., 5. sind richtig.
(E) Alle sind richtig.

19. In welchem Teil des Gehirns liegt das Atemzentrum?

(A) Großhirn
(B) Hypophyse
(C) Mittelhirn
(D) Kleinhirn
(E) Hirnstamm

20. Welche der folgenden Faktoren kann das Risiko für Tumorerkrankungen erhöhen?

(A) Stress
(B) Regelmäßige Bewegung
(C) Gesunde Ernährung
(D) Keine der Antwortmöglichkeiten ist korrekt.
(E) Ausreichend Schlaf

21. Welche Antwort bezüglich der Auslösung einer Mutation ist richtig?

(A) Mutagene sind spontane Mutationen, die beim Kopieren der DNA entstehen.
(B) Punktmutationen sind meistens ungefährlich und betreffen nur die proteinkodierenden Abschnitte von Genen.
(C) Falsch eingebaute Nucleoide im DNA Strang sind irreparable Fehler und führen zu Mutationen.
(D) Mutationen geschehen immer bei der Zellteilung, beim Kopieren der DNA.
(E) Als Depurinierung bezeichnet man jene Mutation, bei welcher eine Hydrolyse der glykosidischen Bindung zwischen Base und Desoxyribose stattfindet.

22. Welche der folgenden Vorgänge ist kein Transportvorgang?

(A) Phagozytose
(B) Mitose
(C) Exozytose
(D) Carrier-Transport
(E) Diffusion

23. Wo genau ist der Blinddarm lokalisiert?

(A) Rechter Unterbauch
(B) Rechter Oberbauch
(C) Linker Oberbauch
(D) Auf Höhe des Nabels
(E) Linker Unterbauch

24. Welcher der folgenden Begriffe ist keine Grundeigenschaft des Lebens?

(A) Stoffwechsel
(B) Fortpflanzung
(C) Reizbarkeit
(D) Fortbewegung
(E) Homöostase

25. Wie ist der Erregungsablauf einer Nervenzelle eingeteilt?

(A) Dentriten – Axon – Perikaryon
(B) Synapsen – Perikaryon – Dentriten
(C) Axon – Dentriten – Perikaryon
(D) Perikaryon – Dentriten – Axon
(E) Dentriten – Synapsen – Perikaryon

26. Welcher dieser Umweltfaktoren ist <u>NICHT</u> abiotisch?

(A) Parasiten
(B) Licht
(C) Temperatur
(D) pH-Wert
(E) Mineralgehalt der Böden

27. Wo findet die DNA-Replikation statt?

(A) In der Kernlamina
(B) Im Zellkern
(C) Im Zytoplasma
(D) An den Ribosomen
(E) Keine Antwortmöglichkeit ist richtig.

Notizen

28. In welcher Phase der Meiose findet Crossing-over statt?

(A) Prophase I
(B) Prophase II
(C) Prophase III
(D) Prophase IV
(E) Prophase V

29. Welches der folgenden Basentripplets ist KEIN Stoppcodon?

(A) UAG
(B) UGA
(C) AUG
(D) Keine der Antwortmöglichkeiten ist korrekt.
(E) UAA

30. Was gehört NICHT zu den lymphatischen Organen?

(A) Knochenmark
(B) Lymphknoten
(C) Thymus
(D) Milz
(E) Bauchspeicheldrüse

31. Welche der folgenden Aufgaben der Antikörper ist korrekt dargestellt?

(A) B-Zellen erkennen das Antigen über spezifische Antigenrezeptoren, endozytieren und verarbeiten es und präsentieren es schließlich über MHC-Klasse-II-Moleküle den T-Zellen.
(B) IgG kann die Plazentaschranke nicht überwinden.
(C) IgM zeigt eine durchgemachte Infektion oder Impfung an.
(D) Antikörper bestehen aus 2 jeweils identen schweren Ketten (heavy chains) und 1 leichten Kette (light chain).
(E) Antikörper werden von sogenannten B-Zellen und T-Zellen gebildet.

32. Wie lautet die Bezeichnung für die innere Schicht des Herzens?

(A) Endokard
(B) Epikard
(C) Perikard
(D) Myokard
(E) Sinusknoten

33. Was ist KEIN lymphatisches Organ?

(A) Auerbach-Plexus
(B) Peyer-Plaques
(C) Milz
(D) Thymus
(E) Lymphknoten

Notizen

34. Welche Struktur existiert in Prokaryoten NICHT?

(A) Chromosomen
(B) Exons
(C) Introns
(D) Zucker
(E) Basen

35. In welchem Stadium der Prophase der Meiose 1 kommt es zum Crossing-over?

(A) Zygotän
(B) Pachytän
(C) Leptopän
(D) Diakinese
(E) Diplotän

36. Wie heißt die Klappe, welche zwischen dem linken Vorhof und der linken Herzkammer liegt?

(A) Taschenklappe
(B) Aortenklappe
(C) Mitralklappe
(D) Pulmonalklappe
(E) Trikuspidalklappe

37. Durch was wird die Vorstufe von Pepsin (Pepsinogen) aktiviert?

(A) Histamin
(B) Protease
(C) Salzsäure
(D) Magensaft
(E) Lipase

38. Wie viele Mendel'sche Regeln gibt es?

(A) 5
(B) 10
(C) 9
(D) 2
(E) Keine der Antwortmöglichkeit ist korrekt.

39. Was sind die wichtigsten Grundbausteine der Zellmembran?

(A) Proteine
(B) Phospholipide
(C) Phosphatlipiddoppelschicht
(D) Schwannzellen
(E) Aminosäure

Notizen

40. Wo liegt die Leber?

(A) Rechter Unterbauch
(B) Linker Hinterbauch
(C) Linker Oberbauch
(D) Rechter Oberbauch
(E) Rechter Unterbauch

Aufgabenset 7

1. Wo findet der größte Teil der Resorption in den Nieren statt?

(A) Im distalen Tubulus
(B) Im Sammelrohr
(C) Im Verbindungstubulus
(D) In der Henle-Schleife
(E) Im proximalen Tubulus

2. Welches Hormon ermöglicht der Eizelle die Einnistung in den Uterus?

(A) Gelbkörperhormon
(B) GnRH
(C) Progesteron
(D) Östrogen
(E) hCG

3. Welchen Stoff bilden die Nebenzellen des Magens?

(A) Salzsäure
(B) Muzin
(C) Calcitonin
(D) Pepsin
(E) Trypsin

4. Welche der folgenden Bezeichnungen beschreibt <u>KEINEN</u> Hirnlappen?

(A) Lobus parietalis
(B) Lobus glomerulus
(C) Lobus occipitalis
(D) Lobus frontalis
(E) Lobus temporalis

5. Wie nennt man die Gefäße, die das Herz versorgen?

(A) Herzversorgungsgefäße
(B) Herzkreisgefäße
(C) Herzkranzgefäße
(D) Herzschlaggefäße
(E) Herzumlaufgefäße

6. Welche Molekülstruktur besitzt der IgM-Antikörper?

(A) Monomer
(B) Trimer
(C) Pentamer
(D) Hexamer
(E) Dimer

7. Was befindet sich unmittelbar anschließend an die Hornhaut des Augapfels?

(A) Die Regenbogenhaut
(B) Der blinde Fleck
(C) Die Andernhaut
(D) Das Kammerwasser
(E) Die Linse

8. Was ist KEIN Auslöser von Mutationen?

(A) Chemikalien
(B) Temperatur
(C) Gamma-Strahlung
(D) Sonnenlicht
(E) Röntgenstrahlung

9. Wo befindet sich der Pförtner?

(A) Im Zwölffingerdarmausgang
(B) Im Dickdarm
(C) Am Mageneingang
(D) Am Magenausgang
(E) Im Dünndarm

10. Wie nennt man die oberste Hautschicht?

(A) Derma
(B) Subkutis
(C) Kutis
(D) Epidermis
(E) Dermis

11. In welcher Reihenfolge, von außen nach innen, liegen die Hautschichten?

(A) Lederhaut – Unterhaut – Oberhaut
(B) Oberhaut – Lederhaut – Unterhaut
(C) Lederhaut – Oberhaut – Unterhaut
(D) Oberhaut – Unterhaut – Lederhaut
(E) Unterhaut – Lederhaut – Oberhaut

12. Was für Antikörper enthält A-Vollblut?

(A) A-Antikörper
(B) AB-Antikörper
(C) 0-Antikörper
(D) B-Antikörper
(E) Keine

13. Neben Desoxyribose und dem Phosphat-Rest, wie lauten die anschließenden Basen der DNA?

(A) Thymin, Adenin, Cytose, Gluamin
(B) Thymin, Ribosin, Guanin, Thymin
(C) Thymin, Adenin, Cytose, Guanin
(D) Adenin, Cytosin, Guanin, Thymin
(E) Cytosin, Gluamin, Adenin, Thymin

14. Welche Aussage/n bezüglich des parasitären Lebens ist/sind korrekt?

1. Parasiten schaden sich selbst.
2. Parasiten leben auf Kosten anderer Organismen.
3. Parasiten schaden ihrem Wirt.
4. Die Beziehung zwischen dem Putzerfisch und dem Hai ist parasitär.

(A) Alle Antwortmöglichkeiten sind korrekt.
(B) Nur 4. ist richtig.
(C) 2. und 3. sind richtig.
(D) Nur 2. ist richtig.
(E) 1., 2. und 3. sind richtig.

15. Welche der unten aufgeführten Begriffe benennt den primären Ausgangspunkt der Erregung des Herzens?

(A) His-Bündel
(B) Sinusknoten
(C) Purkinje-Fasern
(D) Cosinusknoten
(E) Atrioventrikularknoten

16. Wie viele Tage beträgt die Lebensdauer von Erythrozyten?

(A) 120 Tage
(B) 5 Tage
(C) 100 Tage
(D) 10 Tage
(E) 150 Tage

17. Welche der folgenden Aussagen zur Embryologie des Menschen stimmt NICHT?

(A) Keimdrüsen und Nebennierenrinde wird vom Mesoderm gebildet.
(B) Chorda wird vom Mesoderm gebildet.
(C) Das gesamte Epithel des Darmtrakts wird vom Entoderm gebildet.
(D) Epidermis wird vom Ektoderm gebildet.
(E) Nägel, Drüsen werden vom Ektoderm gebildet.

18. Welches dieser Hormone ist NICHT lipophil?

(A) Östrogene
(B) Progesteron
(C) Thyroxin
(D) Androgene
(E) Prolaktin

19. Wo findet sich quergestreifte Muskulatur?

(A) Herz und Skelettmuskulatur
(B) Nur im Herzen
(C) Es gibt nur glatte und raue Muskulatur
(D) Am Rückenmark
(E) Die inneren Organe

20. Was passiert während der Termination in der Transkription?

(A) Palmitoylierung
(B) Cyclisierung
(C) Farnesylierung
(D) Myristoylierung
(E) Capping

21. Wie wird das enzymhaltige Zellkompartiment im vorderen Bereich des Spermienkopfes genannt, dessen Enzyme die Schutzhülle der Eizelle durchdringen können?

(A) Proteasom
(B) Akrosom
(C) Protein
(D) Lysosom
(E) Peroxisom

22. Welche Ernährungsform nutzten diejenigen eukaryotischen Vorläuferzellen der Endosymbiontentheorie, die sich zu tierischen Eukaryoten entwickelt haben?

(A) homotroph
(B) photoautotroph
(C) autotroph
(D) phototroph
(E) chemotroph

23. Wie werden rote Blutkörperchen noch genannt?

(A) Thrombozyten
(B) Leukozyten
(C) Mastzellen
(D) Erythrozyten
(E) Granulozyten

24. Wie heißt der erste Teilschritt der Befruchtung?

(A) Kapazitation
(B) Akrosomenreaktion
(C) Kortikale Reaktion
(D) Anlocken
(E) Membranverschmelzung

25. Welche der folgenden Aussagen zur Embryologie ist richtig?

(A) Keine der Aussagen ist richtig.
(B) Die Zona pellucida verhindert eine Einnistung im Eileiter.
(C) Aus den Zellen des Trophoblasten entwickelt sich der Embryo.
(D) Die Blastozyste ist dreimal so groß wie die Oozyte.
(E) Nach 40 h findet die erste mitotische Zellteilung statt.

26. Wie entstehen Lysosomen und wozu werden sie benötigt?

(A) Sie entstehen als Vesikel, die sich aus dem rER abschnüren und sind für den Abbau von Proteinen zuständig.
(B) Sie entstehen durch Knospung aus anderen Lysosomen und sind für den Abbau von Wasserstoffperoxid zuständig.
(C) Sie entstehen aus den Mitochondrien und sind für die Zellnekrose und Apoptose verantwortlich.
(D) Sie entstehen als Vesikel, die sich aus dem Golgi-Apparat abschnüren und sind für den Abbau von Makromolekülen zuständig.
(E) Sie entstehen aus den Ribosomen und sind für die ATP-Gewinnung zuständig.

27. Welcher Begriff ist Synonym für Mesencephalon?

(A) Kleinhirn
(B) Zwischenhirn
(C) Mittelhirn
(D) Großhirn
(E) Rückenmark

28. Was initiiert die Chorda dorsalis?

(A) Viele wichtige Gewebeveränderungen (z. B. Umformung des Oberflächenektoderms zur Neuralplatte)
(B) Die Entwicklung des Chordafortsatzes
(C) Die Entstehung des Entoderms
(D) Kraniokaudale Krümmung und bilaterale Faltung der Keimscheibe
(E) Die Ausbildung der Neuralleisten

29. Welches Keimblatt ist das Ektoderm?

(A) Das Mittlere
(B) Die Plazenta
(C) Die äußere Hautschicht
(D) Das Innere
(E) Das Äußere

30. Das Colon weist typischerweise folgende Strukturen auf:

(A) Ausschließlich Krypten
(B) Zotten
(C) durchgehende Längsmuskelschicht
(D) Krypten und Becherzellen
(E) Fundusdrüsen

31. Befinden sich Lebewesen (Organismen) in räumlicher Nähe zueinander, können sie auf verschiedene Art und Weise miteinander interagieren. Welcher der nachfolgenden Definitionen für ein Zusammenleben von Organismen ist korrekt?

(A) Als Symbiose bezeichnet man das Zusammenleben zweier Organismen, die einander schaden.
(B) Als Symbiose bezeichnet man das Zusammenleben zweier Organismen, bei der einer vom anderen profitiert, während der andere einen Schaden vom Zusammenleben davonträgt.
(C) Organismen leben parasitär, wenn sie einen Nutzen von einem anderen Organismus ziehen, ohne ihm zu schaden.
(D) Leben zwei Organismen in Kommensalismus, dann bedeutet das, dass der eine vom anderen profitiert, ohne dass dieser einen Nutzen oder einen Schaden davonträgt.
(E) Parasiten sind (meist) kleine Organismen, die ihrem Wirt und sich selbst schaden.

32. Wie heißt die kleinste Baueinheit der Niere?

(A) Glomerulus
(B) Vasa afferens
(C) Nephron
(D) Henle-Schleife
(E) Tubulus

33. Welche der Aussagen bezüglich der Mitose ist zutreffend?

(A) Es entstehen 2 diploide Zellen.
(B) Keine Antwort ist richtig.
(C) Es entstehen 4 diploide Zellen.
(D) Es entstehen 2 haploide Zellen.
(E) Es entstehen 4 haploide Zellen.

34. Welche Zellen produzieren Pepsinogen?

(A) Hauptzellen
(B) Belegzellen
(C) Schaltzellen
(D) Nebenzellen
(E) Parietalzellen

35. Welche Strukturen enthält das Mittelohr?

(A) Gehörschnecke, Gehörknöchelchen, Paukenhöhle
(B) Gehörknöchelchen, Paukenhöhle und Gleichgewichtsorgan
(C) Hammer, Amboss und Bogengänge
(D) Ohrmuschel, Paukenhöhle und Gleichgewichtsorgan
(E) Trommelfell, Gehörknöchelchen und Paukenhöhle

36. Von welchen Zellen/welcher Struktur wird der Liquor cerebrospinalis (Gehirnflüssigkeit) gebildet?

(A) Gliazellen
(B) Mantelzellen
(C) Astrozyten
(D) Plexus choroideus
(E) Oligodendrozyten

37. Welche Struktur entspringt direkt aus dem Nierenbecken?

(A) Proximaler Tubulus
(B) Ureter
(C) Harnröhre
(D) Urethra
(E) Distaler Tubulus

38. Aus wie vielen Basenpaaren und Histonen besteht ein Nukleosom?

(A) 10 Histone, 100 Basenpaare
(B) 1 Histon, 100 Basenpaare
(C) 6 Histone, 126 Basenpaare
(D) 8 Histone, 100 Basenpaare
(E) 8 Histone, 147 Basenpaare

39. Welchen Namen trägt der programmierte Zelltod?

(A) Apoptose
(B) Autolyse
(C) Ferroptose
(D) Nekrose
(E) Autophagie

40. Was enthält die weiße Substanz des Rückenmarks NICHT?

(A) Ranvier'sche Schnürringe
(B) Zellkörper
(C) Zellfortsätze
(D) Axone
(E) Myelinscheide

Aufgabenset 8

1. Wie nennt man die doppelblättrige seröse Hautschicht, die die große Körperhöhle unterhalb des Zwerchfells sowie die in dieser Höhle befindlichen, inneren Organe auskleidet?

(A) Bauchfell
(B) Herzbeutel
(C) Eingeweide
(D) Rippenfell
(E) Nebenniere

2. Welche der folgende Hormone zählen zu den sogenannten glandotropen Hormonen?

(A) TSH, FSH, MSH, LH, ACTH
(B) TSH, STH, ACTH, Prolactin
(C) FSH, LH, ACTH, MSH
(D) TSH, STH, FSH
(E) TSH, FSH, ACTH, LH

3. Wie nennt man Lebewesen mit einer engen ökologischen Potenz?

(A) stenyök
(B) euryök
(C) abhök
(D) stenök
(E) tumeök

4. Welche Zellen produzieren Salzsäure?

(A) Belegzellen
(B) a-Zellen
(C) Hauptzellen
(D) β-Zellen
(E) Nebenzellen

5. In welche Teile gliedert man den Dünndarm?

(A) Leerdarm, Krummdarm, Zwölffingerdarm
(B) Zwölffingerdarm, Leerdarm, Krummdarm
(C) Krummdarm, Leerdarm, Zwölffingerdarm
(D) Krummdarm, Zwölffingerdarm, Leerdarm
(E) Zwölffingerdarm, Krummdarm, Leerdarm

6. Wie viele Gewebearten werden im menschlichen Körper unterschieden?

(A) 2
(B) 5
(C) 1
(D) 3
(E) 4

7. Welche Aussagen treffen auf das Ribosom zu?

1. Ist ein Organell der Proteinsynthese.
2. Besteht zu 90 % aus Proteinen.
3. Besitzt die Fähigkeit zum Selbstaufbau seines Proteinanteils.
4. Hat eine eigene DNA.
5. Besitzt keine Membran.

(A) 2., 4., 5. sind richtig.
(B) 4. und 5. sind richtig.
(C) 1. und 3. sind richtig
(D) 2., 3. und 4. sind richtig
(E) 1., 3. und 5. sind richtig

8. Wo beginnt die Verdauung von Proteinen?

(A) Magen
(B) Mund
(C) Duodenum
(D) Jejunum
(E) Ileum

Notizen

9. Bei einem Großteil der metabolisch verarbeiteten Stoffe des menschlichen Körpers, die nicht weiter verwertbar sind, kommt es zu bräunlichen Ablagerungen bei besonders älteren Patienten in der Haut, vornehmlich am Handrücken. Um was handelt es sich dabei?

(A) Proteine
(B) Mitochondrien
(C) Zellkern
(D) Lipofuscingranula
(E) Ribosomem

10. Wie lang ist die männliche Harnröhre?

(A) 30–35 cm
(B) 10–12 cm
(C) 20–25 cm
(D) 1–2 cm
(E) 3–4 cm

11. Die Plazenta entsteht aus dem …

(A) Entoderm
(B) Ektoderm
(C) Trophoblasten
(D) Embryoblasten
(E) Embryonalem Mesenchym

12. Wie viel Prozent des Primärharns werden im Tubulussystem rückresorbiert?

(A) 99 %
(B) 80 %
(C) 70 %
(D) 65 %
(E) 95 %

13. Welches Kerngebiet liegt <u>NICHT</u> im Großhirn?

(A) Schweifkern
(B) Mandelkern
(C) Schalenkern
(D) Roter Kern
(E) Blasser Kern

14. Aus welchem Zucker ist die DNA aufgebaut?

(A) Ribose
(B) Desoxyribose
(C) Decarboxylase
(D) Ribulose
(E) Dextrose

15. Welche Basen gehören beim Aufbau der DNA zu den Pyrimidinbasen?

(A) Guanin und Adenin
(B) Thymin und Uracil
(C) Adenin und Uracil
(D) Thymin, Cytosin und Uracil
(E) Thymin und Cytosin

16. Wo wird Harnstoff gebildet?

(A) In der Leber
(B) Im Nephrolus der Niere
(C) Im Verdauungstrakt
(D) Im Tubulus der Niere
(E) Im Pfortadersystem

17. In welcher Phase der Mitose ordnen sich die Chromosomen auf der Äquatorialebene an?

(A) Telophase
(B) Anaphase
(C) Prophase
(D) Meiose
(E) Metaphase

18. Welche der nachfolgenden Aussagen bezüglich der Ökologie ist/sind <u>NICHT</u> richtig?

1. Die Luft besteht zu 21 % aus Sauerstoff.
2. Sauerstoff ist ein Oxidationsmittel.
3. Atomarer Sauerstoff ist bei Raumtemperatur ein farb-, geruch- und geschmackloses Gas.
4. Wasserstoff ist das häufigste Element der Erde.
5. Industriell wird Sauerstoff durch das Linde-Verfahren aus der Luft gewonnen.

(A) Nur 3. ist nicht richtig.
(B) 3. und 4. sind nicht richtig.
(C) Nur 1. ist nicht richtig.
(D) Nur 5. Ist nicht richtig.
(E) 2. und 3. sind nicht richtig.

19. In welchem Abschnitt des Nephrons wird der größte Teil der filtrierten Glukose rückresorbiert?

(A) Proximaler Tubulus
(B) Absteigender Teil der Henle-Schleife
(C) Distaler Tubulus
(D) Sammelrohr
(E) Glomerulum

20. Welche der folgenden Aufgaben hat die Leber?

(A) Bildung von roten Blutkörperchen
(B) Speicherung der Gallenflüssigkeit
(C) Aufbau aller Fette
(D) Abbau von Glykogen
(E) Bildung von Harn

21. Welche Blutgruppe wird maternal vererbt?

(A) B
(B) A
(C) Blutgruppenvererbung hängt nicht vom Geschlecht ab.
(D) 0
(E) AB

22. Woraus entspringt die Aorta?

(A) Aus der rechten Kammer
(B) Aus dem rechten Vorhof
(C) Aus dem Pons
(D) Aus der linken Kammer
(E) Aus dem linken Vorhof

23. Mit welchen Pflanzen experimentierte Mendel vorwiegend?

(A) Kartoffeln
(B) Erdbeeren
(C) Erbsen
(D) Ahorn
(E) Rosen

24. Der menschlichen Körper wird durch sein hochverzweigtes Gefäßsystem aus Arterien, Venen und Kapillaren mit den Nährstoffen aus dem Essen und Trinken des Alltags versorgt. Manche Strukturen sind jedoch nicht an das Gefäßsystem angeschlossen. Welches der nachfolgenden Gewebe wird durch Diffusion aus der Umgebung statt durch Kapillaren ernährt?

(A) Dermis
(B) Knochen
(C) Hirnhaut
(D) Hornhaut des Auges (Cornea)
(E) Lippen

25. Ab welchem Stadium spricht man von der Morula?

(A) 2-Zell-Stadium
(B) 16-Zell-Stadium
(C) 32-Zell-Stadium
(D) 4-Zell-Stadium
(E) 8-Zell-Stadium

26. Welche Gesamtanzahl an Alveolen gibt es ca. in beiden Lungen eines gesunden Menschen?

(A) ca. 300 Mio.
(B) ca. 250 Mio.
(C) ca. 25 Mio.
(D) ca. 500 Mio.
(E) ca. 150 Mio.

27. Welche der genannten Blutgruppen ist Universaldonator?

(A) AB
(B) B
(C) A
(D) Keine der Blutgruppen
(E) 0

28. Am Ende der Mitose sollte der folgende Chromosomensatz in jeder Zelle vorhanden sein:

(A) 1n1c
(B) 2n4c
(C) 2n2c
(D) 2n2c
(E) 2n1c

29. Was ist ein Synonym für Alveolen?

(A) Karzinogene Veränderung
(B) Blastom
(C) Lungenflügel
(D) Lungenbläschen
(E) Spezielle Gewebeform in der Luftröhre

30. Woraus bestehen Zentriolen?

(A) Mikrofilamente
(B) Chromosomen
(C) Zentromere
(D) Mikrotubuli
(E) Intermediärfilamente

31. Ordne die folgenden Stadien nach ihrer korrekten, zeitlichen Reihenfolge ein:

(A) Zygote – Blastomer – Blastozyste – Morula
(B) Blastomer – Blastozyste – Zygote – Morula
(C) Morula – Zygote – Blastozyste – Blastomer
(D) Blastomer – Zygote – Morula – Blastpzyste
(E) Zygote – Blastomer – Morula – Blastozyste

32. Wie lange ist eine aus den Eierstöcken ausgetretene Eizelle befruchtungsfähig?

(A) 6–24 h
(B) 22–48 h
(C) 1–10 Tage
(D) 1–5 h
(E) 14 Tage

33. Wodurch wird eine Autoimmunkrankheit ausgelöst?

(A) Der Körper bildet Antikörper gegen körpereigene Bestandteile.
(B) Der Körper bildet Antigene gegen körperfremde Antikörper.
(C) Der Körper bildet Antikörper gegen körperfremde Antigene.
(D) Nur wenn der Körper Antigene gegen körpereigene Antikörper bildet.
(E) Keine der Antwortmöglichkeiten ist richtig.

34. Welche Art von genetischer Veränderung kann zu Krebs führen?

(A) Duplikation (Verdopplung) eines Gens
(B) Keine der Antwortmöglichkeiten ist korrekt.
(C) Punktmutation (Einzelbasenveränderung) in einem Gen
(D) Deletion (Löschung) eines Gens
(E) Inversion (Umkehrung) eines Gens

35. Welches der nachfolgenden Körperteile ist am wenigsten wahrscheinlich ein sogenanntes *Rudiment*?

(A) Weisheitszahn
(B) Auge
(C) Brustbehaarung
(D) Appendix vermiformis (Wurmfortsatz des Blinddarms)
(E) Muskulatur am Ohr

36. Wie heißt der Farbstoff, der dem Muskel seine rote Farbe verleiht?

(A) Kryoglobulin
(B) Hämoglobin
(C) Myoglobin
(D) Myosin
(E) Haptoglobin

37. Der Stoff, der den Doppelstrang der DNA bei der Replikation spaltet, heißt …

(A) Primase
(B) Helikase
(C) Ligase
(D) Topoisomerase
(E) RNAse

38. Was stimmt bezüglich der Kerckring-Falten?

(A) Ermöglichen Antiperistaltik
(B) Sezernieren Pankreasamylase
(C) Sind die Querfalten des Colon Sigmoideum
(D) Vergrößern die Resorptionsfläche der Zotten
(E) Beginnen hinter dem Pförtner

39. Wie ist der Erregungsablauf von einer Nervenzelle zu einer anderen eingeteilt?

(A) Synapsen → Axonhügel → Axon → Dendriten → Perikaryon
(B) Axon → Dendriten → Synapsen → Perikaryon → Axonhügel
(C) Perikaryon → Dendriten → Axonhügel → Axon → Synapsen
(D) Axonhügel → Axon → Dendriten → Perikaryon → Synapsen
(E) Axonhügel → Axon → Dendriten → Synapsen → Perikaryon

40. Welche der folgenden Strukturen befindet sich in der Nierenrinde?

(A) Nierensinus
(B) Henle-Schleife
(C) Nierenpapille
(D) Harnleiter
(E) Nierenkörperchen

Aufgabenset 9

1. An welcher Stelle im Körper wird Insulin gebildet?

(A) Langerhans-Zellen
(B) Langerhans-Inseln
(C) Hauptzellen
(D) Belegzellen
(E) Alpha-Zellen

2. In welchem Modus findet die mitochondriale Vererbung statt?

(A) Durch die Großeltern
(B) Von beiden Elternteilen
(C) Durch den Vater
(D) Wird nicht vererbt
(E) Mütterlicherseits

3. Cytosin und Thymin sind ...

(A) Pyrinbasen
(B) Purinbasen
(C) Pyrimidinbasen
(D) Purinmydinbasen
(E) Pyramidinbasen

4. Welche Aussage über die RNA ist FALSCH?

(A) Die Ribose der RNA ist eine Pentose.
(B) Die RNA besteht aus der Ribose, Phostphatresten und einer Base.
(C) Die RNA enthält Adenin, Thymin, Guanin und Cyosin als Basen.
(D) Die mRNA ist die Anleitung zum Bau eines Proteins.
(E) Die Basen der RNA sind Adenin, Guanin, Uracil und Cytosin.

5. Wo findet man einschichtig hochprismatisches Epithel?

(A) In den Alveolen
(B) Im Darm
(C) In der Hornhaut
(D) In der Speiseröhre
(E) In der Haut

6. Welche Aussage zur Morula und der Potenz ihrer Zellen ist am ehesten richtig?

(A) Morula besteht aus ca. 32 totipotenten Zellen.
(B) Morula besteht aus Trophoblast und Embryoblast.
(C) Morula besteht aus ca. 16 totipotenten Zellen.
(D) Morula besteht aus ca. 16 pluripotenten Zellen.
(E) Morula besteht aus ca. 32 pluripotenten Zellen.

7. Was für eine Struktur haben Zilien?

(A) 8×2-Struktur
(B) Mikrotubuli-Triplets
(C) 9×2+2-Struktur
(D) 9×3-Struktur
(E) 9×2-Struktur

8. Welche der folgenden Substanzen ist für den menschlichen Körper essenziell und muss über die Nahrung aufgenommen werden?

(A) Linolsäure
(B) Glykogen
(C) Cholesterin
(D) Glukose
(E) Harnstoff

9. Ab welcher Schwangerschaftswoche ist der erste Herzschlag im Ultraschall erkennbar?

(A) 9. SSW
(B) 20. SSW
(C) 7. SSW
(D) 12. SSW
(E) 17. SSW

10. Aus welchen anatomischen Strukturen besteht der dioptrische Apparat?

(A) Glaskörper, gelber Fleck, blinder Fleck
(B) Hornhaut, Linse, Glaskörper, Kammerwasser der vorderen und hinteren Augenkammer
(C) Hornhaut, Lederhaut, Netzhaut
(D) Linse, Glaskörper, Kammerwasser
(E) Ziliarmuskel, Zonulafasern

11. Mit welcher Art von Haut ist die Harnblase ausgekleidet?

(A) Kubisches Plattenepithel
(B) Flimmerepithel
(C) Urothel
(D) Hochprismatisches Plattenepithel
(E) Mesothel

12. Welche Aussage über das Herz-Kreislauf-System ist richtig?

(A) Die Aortenklappe verhindert den Blutrückfluss in den linken Ventrikel.
(B) Die rechte Herzkammer hat eine dickere Wand als die linke Herzkammer.
(C) Die untere Hohlvene transportiert Blut von der Lunge zum Herzen.
(D) Arterien fördern immer sauerstoffreiches Blut.
(E) Der rechte Vorhof pumpt das Blut in die Lunge.

13. Aus wie vielen Lungensegmenten besteht die rechte und linke Lunge?

(A) Keine der Antworten stimmt.
(B) Pro Lunge 5 Segmente, außer linke, die enthält 6 Segmente
(C) Pro Lunge 3 Segmente
(D) Linke Lunge 9, rechte Lunge 10 Segmente
(E) Pro Lunge 1 Segment

14. In welchen der unten aufgezählten Zellorganellen findet sogenannte nicht-chromosomale Vererbung statt?

(A) Zellkern
(B) Vakuolen
(C) Mitochondrien
(D) Mikrotubuli
(E) Ribosomen

15. Welche Struktur bzw. Zellen produzieren die männlichen Geschlechtshormone in den Hoden?

(A) Leydig-Zellen
(B) Hodenkanälchen
(C) Vorsteherdrüse
(D) Sertoli-Zellen
(E) Merkel-Zellen

16. Wie nennt man Faktoren, die Mutationen auslösen können?

(A) Mutagene
(B) Chromatosen
(C) Mutatoren
(D) Mutoren
(E) Mutafaktoren

17. Wie sehen die Mitochondrien in einer Zelle normalerweise aus?

(A) Sie sind kleine, bohnenförmige Organellen, die im Zytosol schwimmen.
(B) Sie umschließen den Zellkern.
(C) Sie sind kleine platte Organellen, die sich am Rand der Zelle sammeln.
(D) Sie sind ein die ganze Zelle durchziehendes Röhrennetzwerk.
(E) Sie kleben an der Innenseite der Zellmembran.

18. Welches Organ zählt NICHT zu den Verdauungsorganen?

(A) Pankreas
(B) Dickdarm
(C) Magen
(D) Dünndarm
(E) Niere

19. Was findet man in Mitochondrien NICHT vor?

(A) Ribosomen
(B) ATP-Synthase
(C) Phospholipide
(D) Nucleoli
(E) tRNA

20. Zu welchem Überbegriff der Genommutation ordnet man die Aneuploidie ein?

(A) Tetraploidie
(B) Polysomie
(C) Triploidie
(D) Diploidie
(E) Polyploidie

21. Bei welcher Blutgruppe liegen die dazugehörigen Gene mit Sicherheit homozygot vor?

(A) A
(B) 0
(C) B
(D) Keine der angegeben Antworten
(E) AB

22. Was stimmt bezüglich des X-chromosomal dominanten Erbgangs?

(A) Die Töchter sind heterozygot erkrankt, sofern der Vater das Allel KRANK auf seinem X-Chromosom trägt.
(B) Ein vererbtes Allel wird nur bei Homozygotie dieses Alles vererbt.
(C) Das betrachtete Gen liegt auf einem Autosom.
(D) Die Söhne sind immer heterozygot erkrankt, sofern der Vater das Allel KRANK auf seinem X-Chromosom trägt.
(E) Das Allel wird nur an Töchter vererbt.

23. Was entsteht bei der Replikation?

(A) Eine mRNA
(B) Vier identische DNA-Doppelstränge
(C) Zwei mRNAs
(D) Ein DNA-Doppelstrang
(E) Zwei identische DNA-Doppelstränge

24. Aus welchem Keimblatt entsteht das Gehirn?

(A) Endoderm
(B) Ektoderm
(C) Mesoderm
(D) Keine der Antwortmöglichkeiten ist richtig.
(E) Metaderm

25. Über welche Antikörperklasse ist nahezu keine Funktion bekannt?

(A) IgD
(B) IgE
(C) IgM
(D) IgG
(E) IgA

26. Welche Zellart präsentiert im Lymphknoten Antigene über MHC-II-Moleküle am effizientesten an naive T-Helferzellen?

(A) B-Lymphozyten
(B) Dendritische Zellen
(C) Makrophagen
(D) Neutrophile Granulozyten
(E) Natürliche Killerzellen

27. In welchem Organ/-teil gibt es kinozilientragendes Flimmerepithel?

(A) Eileiter
(B) Harnleiter
(C) Drüsenausführungsgänge
(D) Speiseröhre
(E) Lymphgefäße

28. Welche Aufgabe hat Insulin?

(A) Ausscheidung von Glucose aus dem menschlichen Körper
(B) Erhöhung des Blutzuckerspiegels
(C) Senken des Blutfettspiegels
(D) Regulation des Blutdruckes
(E) Einschleusen von Glucose in die Zelle

29. Welche der folgenden Antikörperklassen ist am häufigsten im Blutplasma erwachsener Menschen vertreten?

(A) IgA
(B) IgD
(C) IgE
(D) IgG
(E) IgM

Notizen

30. Was sind Protobionten?

(A) Vorläufer der Parasiten und somit der ersten Zellen
(B) Vorläufer der Viren und somit der ersten Zellen
(C) Vorläufer der Archaeen und somit der ersten Zellen
(D) Vorläufer der Prokaryoten und somit der ersten Zellen
(E) Vorläufer der Eukaryoten und somit der ersten Zellen

31. Adenin und Thymin machen 62 % eines Genoms aus. Wie viel Prozent der DNA besteht dann aus Guanin?

(A) 19 %
(B) 62 %
(C) 28 %
(D) 38 %
(E) 26 %

32. Wie entstehen Lysosomen und welche Aufgaben haben sie?

(A) Die Lysosomen entstehen aus dem glatten ER und sind für die ATP-Gewinnung zuständig.
(B) Die Lysosomen entstehen durch Abschnürung des rauen ER und sind für den Abbau von Proteinen zuständig.
(C) Die Lysosomen entstehen aus den Mitochondrien und sind für die Zellnekrose und Apoptose zuständig.
(D) Die Lysosomen entstehen als Vesikel, die sich aus dem Golgi-Apparat abschnüren. Sie sind zuständig für den Abbau von Makromolekülen.
(E) Die Lysosomen entstehen durch Knospung aus anderen Lysosomen und sind für den Abbau von Wasserstoffperoxid zuständig.

33. Wann gelten Mineralstoffe als Spurenelemente?

(A) Ab einer Konzentration von 50 mg/kg Körpergewicht und einer notwendigen Aufnahme über 100 mg/Tag
(B) Bis zu einer Konzentration von 50 mg/kg Körpergewicht und einer notwendigen Aufnahme unter 100 mg/Tag
(C) Bis zu einer Konzentration von 50 mg/kg Körpergewicht
(D) Ab einer Konzentration von 50 mg/kg Körpergewicht und einer notwendigen Aufnahme unter 100 mg/Tag
(E) Bis zu einer Konzentration von 50 mg/kg Körpergewicht und einer notwendigen Aufnahme über 100 mg/Tag

34. Grundbaustein der Mikrotubuli sind …

(A) Tubuline
(B) Mikrofilamente
(C) globuläre Proteine
(D) Polypeptidketten
(E) Kinozilien

35. Wie wird die Gliazelle im zentralen Nervensystem genannt, die für die Myelinbildung verantwortlich ist?

(A) Neurologia-Zelle
(B) Astrozyt
(C) Oligodendrozyt
(D) Mikroglia-Zelle
(E) Schwann-Zelle

36. Welches dieser Zellbestandteile kommt sowohl in Bakterien als auch im Menschen vor?

(A) Lipopolysaccharid
(B) Zellkern
(C) Ribosomen
(D) Golgi-Apparat
(E) Plasmid-DNA

37. Welche Venen führen in den rechten Vorhof?

(A) Lungenarterie
(B) Obere und untere Hohlvene
(C) Aorta
(D) Herzkranzgefäße
(E) Lungenvene

38. Welche Aussage zum Crossing-over ist richtig

(A) Das Crossing-over findet während des Zygotän der I. Reifeteilung der Meiose statt.
(B) Das Crossing-over findet während des Pachytän der I. Reifeteilung der Meiose statt.
(C) Das Crossing-over findet während des Pochytän der I. Reifeteilung der Mitose statt.
(D) Das Crossing-over findet während des Zygotän der II. Reifeteilung der Meiose statt.
(E) Das Crossing-over findet während des Diplotän der II. Reifeteilung der Meiose statt.

39. Was ist der sekundäre Schrittmacher des Herzens?

(A) Tawara-Schenkel
(B) Glanzstreifen
(C) His-Bündel
(D) AV-Knoten
(E) Sinus-Knoten

40. Was stimmt bezüglich der Tubargravidität?

(A) Ist seltener als die Ovariargravidität.
(B) Kann trotzdem ausgetragen werden.
(C) Ist definiert durch eine Nidation der befruchteten Eizelle im Eileiter.
(D) Betrifft immer das Stadium der Blastozyste.
(E) Findet man Peritoneum statt.

Notizen

Aufgabenset 10

1. Wie groß ist der Embryo in der 24. SSW (p. c.)?

   (A) 160 mm
   (B) 190 mm
   (C) 240 mm
   (D) 270 mm
   (E) 230 mm

2. Welches Organ stellt sowohl eine exokrine als auch eine endokrine Drüse dar?

   (A) Hippocampus
   (B) Gallenblase
   (C) Hypophyse
   (D) Pankreas
   (E) Hepar

3. Welches Epithel existiert NICHT?

   (A) Kubisches Epithel
   (B) Zylinder Epithel
   (C) Plattenepithel
   (D) Urothel
   (E) Gelagertes Epithel

4. Wenn eine Basensequenz der RNA 24 % Adenin aufweist, wieviel Prozent der anderen Basen müssen dann in dieser Sequenz vorhanden sein?

   (A) 52 % Guanin
   (B) 24 % Cytosin
   (C) 24 % Uracil
   (D) 0 % Uracil
   (E) 24 % Thymin

5. Welche Antikörper sind plazentagängig?

   (A) IgM
   (B) IgG
   (C) IgA
   (D) Alle sind plazentagängig
   (E) IgE

6. Welches Hormon ist für den Temperaturanstieg in der zweiten Zyklushälfte verantwortlich?

   (A) LH
   (B) Progesteron
   (C) FSH
   (D) Oxytocin
   (E) Gestagen

7. Wie wird die wässrige Lösung im Zellkern genannt?

(A) Zytoplasma
(B) Karyoplasma
(C) Nucleolus
(D) Euchromatin
(E) Zytosol

8. In welcher Phase der Mitose kondensieren die Chromosomen und werden unter dem Mikroskop sichtbar?

(A) Interphase
(B) Anaphase
(C) Telophase
(D) Metaphase
(E) Prophase

9. Was geschieht während der Metaphase I?

(A) Die Chromatiden reihen sich im Äquator ein.
(B) Keine der Antwortmöglichkeiten ist richtig.
(C) Die Zellteilung ist beendet.
(D) Das ADN verdoppelt sich.
(E) Die Chromosomen reihen sich im Äquator an.

10. Was zählt NICHT zu den Grundgewebearten?

(A) Epithelgewebe
(B) Bindegewebe
(C) Drüsengewebe
(D) Nervengewebe
(E) Muskelgewebe

11. Welche der folgenden Faktoren erhöhen das Krebsrisiko?

(A) Rauchen
(B) Gesunde Ernährung
(C) Regelmäßige körperliche Aktivität
(D) Stressabbau
(E) Ausreichender Sonnenschutz

12. Welche Aussage über das Reizweiterleitungssystem des Herzens ist richtig?

(A) Herzfrequenz, Erregungsgeschwindigkeit und Kontraktionskraft werden durch das vegetative Nervensystem beeinflusst.
(B) Über die Vorhofmuskulatur erreicht die Erregung das His-Bündel.
(C) Die Steigerung des Herzminutenvolumens wird bei schwerer Arbeit willkürlich angepasst.
(D) Das Reizleitungssystem des Herzens besteht aus quergestreifter Muskulatur.
(E) Der Sinusknoten hat eine Frequenz von etwa 50–60 Schlägen pro Minute.

Notizen

13. Wo liegt der Ruhepuls in *Beats per minute* (bpm) bei gesunden Menschen?

(A) 40–60 bpm
(B) 140–160 bpm
(C) 155 bpm
(D) 60–80 bpm
(E) 100–120 bpm

14. Wie viel Liter Primärharn bildet ein gesunder Mensch pro Tag?

(A) 4 L/Tag
(B) 100 L/Tag
(C) 25 L/Tag
(D) 180 L/Tag
(E) 80 L/Tag

15. Was bedeutet der Begriff *survival of the fittest* übersetzt am ehesten?

(A) Das Überleben des Stärksten
(B) Das Überleben des am besten Angepassten
(C) Das Überleben des Durchtrainiertesten
(D) Das Überleben des sich am häufigsten Fortpflanzenden
(E) Das Überleben des Attraktivsten

16. Welchen Schaden nimmt der menschliche Körper, wenn beide Vorderhörner des Rückenmarks auf Höhe des 2. Motorneurons durchtrennt werden?

(A) Störungen der Temperaturwahrnehmung
(B) Schlaffe Lähmung
(C) Krampfhafte Lähmung
(D) Störungen des Berührungsempfindens
(E) Keine der Antwortmöglichkeiten ist korrekt.

17. Welche der folgenden Aussagen zu Lysosomen ist/sind richtig?

1. Tertiäre Lysosomen üben eine Speicherfunktion aus.
2. Heterolysosomen bauen zelleigene Stoffe ab.
3. Autolysosomen bauen zelleigene Stoffe ab.
4. Lysosomen sind nur in der Lage Proteine abzubauen.

(A) 1., 2. und 3. sind richtig.
(B) Nur 3. ist richtig.
(C) Alle Antworten sind richtig.
(D) 1. und 3. sind richtig.
(E) 3. und 4. sind richtig.

18. Welche der unten genannten Zellen sind die Isolierzellen der Nervenaxone des zentralen Nervensystems?

(A) Mikroglia-Zellen
(B) Schwann-Zellen
(C) Ranvier'sche Schnürringe
(D) Oligodendrozyten
(E) Hortega-Zellen

19. Welche seröse Höhle befindet sich oberhalb des Zwerchfells?

 1. Pleurahöhle
 2. Brusthöhle
 3. Herzbeutelhöhle
 4. Bauchhöhle

(A) 1. und 3. sind richtig.
(B) 2. und 4. sind richtig.
(C) Alle sind richtig.
(D) Nur 4. ist richtig.
(E) 1., 2. und 3. sind richtig.

20. Welche Organelle ist nach der RNA-Welt-Hypothese die entstehungsgeschichtlich älteste Struktur der Zelle?

(A) Zellkern
(B) Golgi-Apparat
(C) Zellmembran
(D) Ribosom
(E) Mitochondrium

21. Welche Zellen der Haut sind keine Sinneszellen?

(A) Vater-Pacini-Körperchen
(B) Langerhans-Zellen
(C) Ruffini-Zellen
(D) Merkel-Zellen
(E) Meissner-Zellen

22. Wie funktioniert die passive Immunisierung?

(A) Durch die Verabreichung von nicht funktionsfähigen Antikörpern
(B) Durch die Verabreichung von lebenden Erregern zur Anregung der Antikörperbildung
(C) Allein durch Verabreichung von Antikörpern einer anderen Säugetier-Spezies
(D) Durch die Verabreichung von funktionsfähigen Antikörpern
(E) Durch die Verabreichung von abgetöteten Erregern zur Anregung der Antikörperbildung

23. Welches Hormon wird bei Hypoglykämie (niedrigem Blutzuckerspiegel) vermehrt ausgeschüttet, um die Glukosekonzentration zu steigern?

(A) Insulin
(B) Glukagon
(C) Aldosteron
(D) Calcitonin
(E) Thyroxin

24. Welche der folgenden Bestandteile gehören zum sogenannten Hämatokrit?

(A) Leukozyten, Erythrozyten, Hormone
(B) Elektrolyte, Proteine
(C) Monozyten, neutrophile Granulozyten, Thrombozyten
(D) Gerinnungsfaktoren, Elektrolyte, Thrombozyten
(E) Blutplasma, Leukozyten, Gerinnungsfaktoren

Notizen

25. Welcher Antikörper deutet auf eine akute Infektion hin?

(A) IgG
(B) IgD
(C) IgH
(D) IgX
(E) IgM

26. Welche Sauerstoffsättigung im Blut entspricht dem Normalwert eines Erwachsenen?

(A) 97–100 %
(B) 80–85 %
(C) 30–40 %
(D) 50–60 %
(E) 90–95 %

27. Welche Zellen sind NICHT in der Haut vorzufinden?

(A) Langerhans-Zellen
(B) Melanozyten
(C) Merkel-Zellen
(D) Keratinozyten
(E) Hepatozyten

28. Welche Aussagen treffen bezüglich der DNA-Replikation zu?

1. Die Primase setzt den Primer als Start-Punkt für die DNA-Polymerase III.
2. Die Topoisomerase entwirrt den DNA Strang.
3. Die Helicase spaltet den DNA Strang.
4. Die DNA-Polymerase III arbeitet immer in Richtung 3'5'.

(A) Nur 1. trifft zu.
(B) 2. und 3. treffen zu.
(C) 1. und 4. treffen zu.
(D) 3. und 4. treffen zu.
(E) Alle Antworten treffen zu.

29. In welcher Phase des Zellzyklus werden die Chromosomen getrennt?

(A) Anaphase
(B) Metaphase
(C) Telophase
(D) Interphase
(E) Prometaphase

30. Wie viel Millimeter beträgt die Scheitel-Steiß-Länge eines Fetus in der 10. SSW (p. c.)?

(A) 50 mm
(B) 30 mm
(C) 60 mm
(D) 12 mm
(E) 90 mm

Notizen

31. Aus welchem Protein sind die Mikrovilli hauptsächlich gebaut?

(A) Intermediärfilamente
(B) Makrofilamente
(C) Keratinfilamente
(D) Aktinfilamente
(E) Mikrotubuli

32. Welche Arten von Muskulatur gibt es?

(A) Skelettmuskulatur, Herzmuskulatur und glatte Muskulatur
(B) Herzmuskulatur, raue Muskulatur und Skelettmuskulatur
(C) Skelettmuskulatur, Herzmuskulatur, glatte Muskulatur und raue Muskulatur
(D) Skelettmuskulatur, raue Muskulatur und glatte Muskulatur
(E) Herzmuskulatur und glatte Muskulatur

33. Welche der folgenden Zellorganellen ist NICHT von einer Membran umgeben?

(A) Mitochondrium
(B) Lysosom
(C) Proteasom
(D) Zellkern
(E) Peroxisom

34. Für welche täglichen Tätigkeiten benötigt der menschliche Körper ATP?

(A) Augenblinzeln
(B) Zittern
(C) Atmen
(D) Alle Antworten sind korrekt.
(E) Laufen

35. Wie viel Fruchtwasser befindet sich gegen Ende der Schwangerschaft ca. in der Fruchtblase?

(A) 750 ml
(B) 100 ml
(C) 500 ml
(D) 1 l
(E) 300 ml

36. Welche Funktion hat das raue ER?

(A) Calciumspeicher
(B) Synthetisierung von Proteine
(C) Biotransformation
(D) Lipidsynthese
(E) Lysosomsynthese

Notizen

37. Was versteht man unter dem Begriff *Apoptose*?

(A) Programmierter Zelltod
(B) Bildung von Metastasen
(C) Entzündungsreaktion
(D) Unkontrollierte Zellteilung
(E) Keine der Antwortmöglichkeiten ist korrekt.

38. Was kann zu einer Blutarmut führen?

(A) Folsäuremangel
(B) Eisenmangel
(C) Vitamin-K-Mangel
(D) Cobalaminmangel
(E) Proteinmangel

39. Welche der folgenden Krebsarten ist insgesamt am häufigsten?

(A) Lungenkrebs
(B) Prostatakrebs
(C) Darmkrebs
(D) Brustkrebs
(E) Keine der Antwortmöglichkeiten ist korrekt.

40. Wie nennt man den in diesem Bild mit der Nummer 1 gezeigten Vorgang während der Befruchtung?

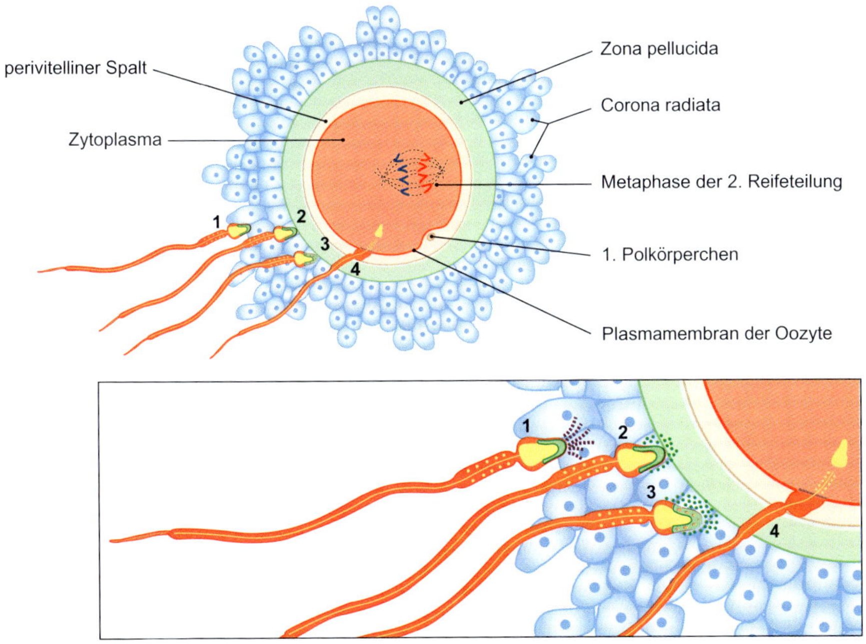

[E347-09; L126]

(A) Akrosomenreaktion
(B) Kapazitation
(C) Anlocken
(D) Membranverschmelzung
(E) Kortikale Reaktion

Notizen

KAPITEL

3 Chemie

Fokus-Themen Chemie

Beim altfragenorientierten Lernen solltest du den Fokus auf den Säure-Basen-Haushalt legen, da hier jährlich ca. 14 % der Fragen gestellt werden. Außerdem werden oft Fragen zum Periodensystem und zum Chemischen Gleichgewicht gestellt.

Stichwortliste Chemie, gestaffelt nach den häufigsten Prüfungsthemen

Stichwort	Prozentsatz
Säure-Basen-Haushalt	14 %
Periodensystem	11 %
Chemisches Gleichgewicht	10 %
Organische Chemie	10 %
Naturstoffe	10 %
Elemente und ihre Verbindungen	9 %
Redox-Reaktionen	9 %
Chemische Bindungen	8 %
Aggregatzustände	6 %
Atombau	5 %
Gasgesetze	4 %

Die häufigsten Altfragen in der Chemie

Thema	Häufigkeit
• Massenwirkungsgesetz verschiedener Reaktionen aufstellen	8× geprüft
• Folgen der Reduktion/Oxidation eines Atoms oder Moleküls	6× geprüft
• Kernladungszahl • Wirkungen von Katalysatoren • Anomalie des Wassers • Carbonsäuren • Suspension, Emulsion, Rauch, Nebel, Gel • Knallgasreaktion	5× geprüft
• Bestandteile von Nukleinsäuren • Lipophile Vitamine • Ester, Alken, Keton, Aldehyd	4× geprüft

Lern den Stoff mit
Band 1 „MedAT Lernskript für den BMS“

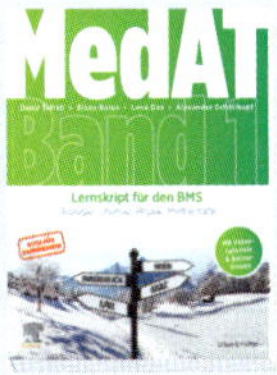

3.1 Die 10 häufigsten Altfragen des Chemie-Teils des BMS

Massenwirkungsgesetz (7 × geprüft)

1. Reaktion: $2\ NO_2 \rightleftharpoons N_2O_4$
   Welche Gleichgewichtskonstante K ist korrekt?

   (A) $K = [NO_2]^2 / [N_2O_4]$
   (B) $K = [NO_2] / [N_2O_4]^2$
   (C) $K = [N_2O_4] / [NO_2]^2$
   (D) $K = [NO_2]^2\ \ [N_2O_4]$
   (E) $K = [N_2O_4]^2 / [NO_2]$

Richtige Antwort: C

Erklärung:
Das Massenwirkungsgesetz lautet allgemein:
$K = ([Produkte]^c \cdot [D]^d) / ([Edukte]^a \cdot [B]^b)$
Dabei werden Produkte immer in den Zähler, Edukte in den Nenner geschrieben, und die stöchiometrischen Koeffizienten erscheinen als Exponenten. Für die oben genannte Reaktion ergibt sich somit $K = [N_2O_4] / [NO_2]^2$. Alle anderen Antwortvorschläge vertauschen Zähler und Nenner oder setzen Exponenten falsch.

Redoxprozesse (6 × geprüft)

2. Was kennzeichnet eine Oxidation?

   (A) Elektronenaufnahme
   (B) Aufnahme von Wasserstoff
   (C) Elektronenabgabe
   (D) Verlust von Sauerstoff
   (E) Reduktion

Richtige Antwort: C

Erklärung:
In der modernen Definition ist Oxidation die Abgabe von Elektronen, während Reduktion deren Aufnahme bedeutet (Merksatz „OIL RIG“ – Oxidation Is Loss, Reduction Is Gain). Historische Beschreibungen über Sauerstoff-Zu- oder -Abgabe gelten nicht allgemein. Optionen A und E betreffen Reduktion; B beschreibt oft eine Reduktion (Hydrierung); D kann im Einzelfall vorkommen, ist aber kein universelles Kriterium.

Kernladungszahl (5 × geprüft)

3. Welche Aussage zur Kernladungszahl ist zutreffend?

   (A) Kernladungszahl = Neutronenzahl
   (B) Unterscheidet sich bei Isotopen
   (C) Entspricht der Protonenzahl im Kern
   (D) Ändert sich im angeregten Zustand
   (E) Wird durch chemische Reaktionen verändert

Richtige Antwort: C

Erklärung:
Die Kernladungs- bzw. Ordnungszahl Z gibt die Zahl der Protonen an und definiert das Element (z. B. Z = 6 → Kohlenstoff). Bei Isotopen ändert sich nur die Neutronenzahl, nicht Z. Elektronen-Anregungen oder gewöhnliche chemische Reaktionen betreffen die Hülle, lassen aber Z unverändert.

Notizen

Katalysatoren (5 × geprüft)

4. Welche Aussage beschreibt Katalysatoren richtig?

(A) Erhöhen die Reaktionsenthalpie ΔH
(B) Verschieben die Gleichgewichtslage
(C) Wirken nur bei exothermen Reaktionen
(D) Senken die Aktivierungsenergie
(E) Werden verbraucht

Richtige Antwort: D

Erklärung:
Ein Katalysator bietet einen alternativen Reaktionspfad mit geringerer Aktivierungsenergie und erhöht so die Hin- und Rückreaktionsgeschwindigkeit gleichermaßen. Dabei bleiben ΔH und die Gleichgewichtskonstante unverändert, und der Katalysator liegt nach der Reaktion unverbraucht vor.

Anomalie des Wassers (5 × geprüft)

5. Was beschreibt die Dichteanomalie des Wassers korrekt?

(A) Höchste Dichte bei 0 °C
(B) Eis ist dichter als Wasser
(C) Höchste Dichte bei 4 °C
(D) Wasserdampf ist dichter als Wasser
(E) Höchste Dichte bei 100 °C

Richtige Antwort: C

Erklärung:
Wasser erreicht seine maximale Dichte bei etwa 4 °C. Unterhalb davon führt der Aufbau offener Wasserstoffbrücken-Netzwerke zur Volumenzunahme; Eis ($\rho \approx 0{,}92\ g\ cm^{-3}$) schwimmt daher auf Wasser. Diese Besonderheit schützt aquatische Lebewesen, weil Seen im Winter von oben zufrieren.

Carbonsäuren (5 × geprüft)

6. Welche Aussage zu Carbonsäuren ist korrekt?

(A) Sind Basen
(B) Enthalten stets Aromaten
(C) Können Wasserstoffbrücken ausbilden
(D) Sind unpolar
(E) Besitzen keine funktionelle Gruppe

Richtige Antwort: C

Erklärung:
Die –COOH-Gruppe ist stark polar; sowohl das Carbonyl-O als auch das Hydroxyl-H ermöglichen Wasserstoffbrücken. Dadurch sind kurzkettige Carbonsäuren wasserlöslich und dimerisieren im Reinzustand. Sie sind Brønsted-Säuren, müssen keinen Aromaten enthalten und sind aufgrund der polaren Gruppe nicht unpolar.

Knallgasreaktion (5 × geprüft)

7. Welche Reaktionsgleichung entspricht der Knallgasreaktion?

(A) $C + O_2 \rightarrow CO_2$
(B) $2\,H_2 + O_2 \rightarrow 2\,H_2O$
(C) $2\,Na + 2\,H_2O \rightarrow 2\,NaOH + H_2$
(D) $CH_4 + 2\,O_2 \rightarrow CO_2 + 2\,H_2O$
(E) $2\,NH_3 + 3\,Cl_2 \rightarrow N_2 + 6\,HCl$

Richtige Antwort: B

Erklärung:
Die Knallgasreaktion ist die stark exotherme Reaktion von Wasserstoff und Sauerstoff im Verhältnis 2 : 1 zu Wasser. Sie verläuft explosionsartig und setzt pro Mol Wasser rund 286 kJ frei. Andere aufgeführte Gleichungen beschreiben zwar ebenfalls Oxidationen, jedoch nicht die spezifische Knallgas-Umsetzung.

Dispersionsformen (4 × geprüft)

8. Welche Kombination bildet eine Suspension?

(A) Fett in Wasser
(B) Öl in Wasser
(C) Mehl in Wasser
(D) Nebel
(E) Gelatine

Richtige Antwort: C

Erklärung:
Eine Suspension ist ein heterogenes Gemisch aus festen Partikeln in Flüssigkeit (Partikel > 1 µm). Mehl in Wasser ist daher der prototypische Fall. Fett-/Öl-Tröpfchen in Wasser sind Emulsionen, Nebel ist ein Aerosol (flüssig in Gas) und Gelatine ein Gel (Flüssigkeit in Feststoff-Gerüst).

Bestandteile der DNA (4 × geprüft)

9. Welcher Baustein gehört nicht zu einem DNA-Nukleotid?

(A) Desoxyribose
(B) Ribose
(C) Phosphatgruppe
(D) Thymin
(E) Stickstoffbase

Richtige Antwort: B

Erklärung:
Ein DNA-Nukleotid besteht aus Desoxyribose, einer Phosphatgruppe und einer Base (A, G, C, T). Ribose kommt nur in RNA vor, da sie am 2'-Kohlenstoff eine zusätzliche Hydroxylgruppe besitzt. Daher ist Ribose der einzige Baustein, der nicht zur DNA gehört.

Lipophile Vitamine (4 × geprüft)

10. Welches Vitamin ist fettlöslich (lipophil)?

(A) Vitamin C
(B) Vitamin B_1
(C) Vitamin D
(D) Vitamin B_{12}
(E) Folsäure

Richtige Antwort: C

Erklärung:
Nur die Vitamine A, D, E und K sind fettlöslich. Sie werden zusammen mit Nahrungsfetten aufgenommen, können im Körper gespeichert werden und bergen bei Überdosierung das Risiko einer Hypervitaminose. Die Vitamine der B-Gruppe, Vitamin C und Folsäure sind dagegen wasserlöslich und werden bei Überschuss rasch ausgeschieden.

3.2 5 schwierige Chemie-Aufgaben

Protonierungszustände der Phosphorsäure

1. Im physiologischen pH-Bereich von etwa 7,2 liegt Phosphorsäure überwiegend in welcher Form vor?

   (A) Vollständig undissoziierte Phosphorsäure (H_3PO_4)
   (B) Dihydrogenphosphat-Ion ($H_2PO_4^-$)
   (C) Hydrogenphosphat-Ion (HPO_4^{2-})
   (D) Phosphat-Ion (PO_4^{3-})
   (E) alle vier Spezies in exakt gleichem Anteil

Richtige Antwort: B) Dihydrogenphosphat-Ion

Erklärung:
Phosphorsäure besitzt drei relevanten Säurekonstanten: $pK_1 \approx 2{,}1$, $pK_2 \approx 7{,}2$ und $pK_3 \approx 12{,}3$. Liegt der pH nahe dem zweiten pK-Wert, so stehen genau die Spezies links und rechts dieser Stufe in einem Verhältnis von 1 : 1. Bei pH 7,2 bedeutet das: $H_2PO_4^-$ und HPO_4^{2-} sind gleich konzentriert, während H_3PO_4 (eine Million Mal geringere Konzentration) und PO_4^{3-} (ebenfalls weit weniger) praktisch keine Rolle spielen. Da der Blut-pH mit 7,35 ganz leicht oberhalb von pK_2 liegt, verschiebt er sich minimal zugunsten von HPO_4^{2-}, doch $H_2PO_4^-$ bleibt die mengenmäßig stärkste Einzelspezies – unentbehrlich für das zelluläre Phosphatpuffersystem.

SN1- gegenüber SN2-Reaktivität

2. Welches der folgenden Paare beschreibt das erwartete Reaktionsverhalten von tert-Butylchlorid (C_4H_9Cl, tertiär) und Methylchlorid (CH_3Cl) in reinem Aceton (unpolare, aprotische Lösung)?

   (A) Beide reagieren bevorzugt über denselben Mechanismus.
   (B) tert-Butylchlorid reagiert vor allem per SN2, Methylchlorid per SN1.
   (C) tert-Butylchlorid reagiert gar nicht, Methylchlorid ausschließlich per E2.
   (D) tert-Butylchlorid reagiert überwiegend per SN1, Methylchlorid überwiegend per SN2.
   (E) Beide laufen ausschließlich über E1-Eliminierung.

Richtige Antwort: D) tert-Butylchlorid reagiert per SN1; Methylchlorid per SN2

Erklärung:
Ein SN1-Mechanismus wird begünstigt, wenn das entstehende Carbeniumion gut stabilisiert ist – das trifft auf das tertiäre Butylkation perfekt zu. Eine aprotische Umgebung bremst zwar die Ionisation, doch die starke Hyperkonjugation liefert immer noch eine niedrige Aktivierungsbarriere. Methylchlorid besitzt kein stabiles Carbeniumion; es reagiert bevorzugt in einem konzertierten Rückseitenangriff (SN2). Aprotische, polare Lösungsmittel wie Aceton stabilisieren den Übergangszustand eines SN2, ohne das Carbeniumion eines SN1 übermäßig zu solvatisieren. Damit tritt der erwartete Mechanismensplit eindeutig auf: tertiär → SN1, primär → SN2.

Einfluss von Ionenkonzentrationen auf eine $Zn|Zn^{2+} \| Cu^{2+}|Cu$-Zelle

3. Eine galvanische Zink-Kupfer-Halbzelle liefert bei Standardbedingungen 1,10 V. Welche Maßnahme erhöht die Zellspannung am stärksten?

(A) Addition von Kupfersulfat, sodass die Cu^{2+}-Konzentration von 1 M auf 2 M steigt
(B) Entfernen von Cu^{2+}-Ionen, sodass die Konzentration von 1 M auf 0,01 M sinkt
(C) Zugabe von Zinksulfat, sodass die Zn^{2+}-Konzentration von 1 M auf 2 M steigt
(D) Gleichzeitige Erhöhung von Zn^{2+} und Cu^{2+} auf je 2 M
(E) Temperaturerhöhung um 25 K bei unveränderten Konzentrationen

Richtige Antwort: B) Entfernen von Cu^{2+}-Ionen

Erklärung:
Die Nernst-Gleichung zeigt, dass ein Abfall der Konzentration der Oxidationsprodukt-Ionen (hier Cu^{2+} auf der Kathodenseite) das Potenzial der entsprechenden Halbzelle negativer macht. Da die Zellspannung als Kathode minus Anode definiert ist, erhöht sich die Gesamtspannung. Eine Verringerung um zwei Zehnerpotenzen (1 M → 0,01 M) erhöht die Spannung theoretisch um rund

$$0,059\ \text{V} \cdot \log\left(\frac{1}{0,01}\right) = 0,118\ \text{V}$$

Ein vergleichbarer Anstieg der Zn^{2+}-Konzentration (Antwort C) wirkt dagegen spannungssenkend. Temperatursteigerungen (E) beeinflussen zwar den Nernst-Faktor, sind in der Praxis aber deutlich schwächer als eine logarithmische Konzentrationsänderung.

Relativacidität organischer Verbindungen

4. Ordnen Sie die folgenden Verbindungen ihrer Säurestärke nach – welche ist am stärksten sauer?

(A) Ethanol
(B) Wasser
(C) Phenol
(D) Acetylen (Ethin)
(E) Essigsäure

Richtige Antwort: E) Essigsäure

Erklärung:
Die Persistenz der konjugierten Base bestimmt die Säurestärke:
- Essigsäure bildet das Acetat-Ion, dessen Ladung auf zwei Sauerstoffatome verteilt und mesomeriestabilisiert ist → stärkste Brønsted-Säure in der Liste ($pK_a \approx 4,76$).
- Phenol profitiert zwar von Aromat-Resonanz, erreicht aber nur $pK_a \approx 10$.
- Wasser ($pK_a \approx 15,7$) und Ethanol ($pK_a \approx 16$) sind sehr schwach sauer.
- Acetylen ist mit $pK_a \approx 25$ die schwächste Säure hier; das sp-hybridisierte Carbanion (Acetylid) ist zwar relativ stabiler als ein Alkyl-Anion, aber immer noch deutlich basischer als Hydroxid oder Ethoxid.

Damit liegt Essigsäure in dieser Auswahl klar vorne.

Kolligative Eigenschaften, Gefrierpunkterniedrigung

5. Welche wässrige Lösung hat die niedrigste Gefriertemperatur (größte Gefrierpunkterniedrigung) – Dissoziation sei vollständig angenommen?

(A) $0,10\ \text{mol} \cdot \text{l}^{-1}$ Glukose (keine Dissoziation)
(B) $0,10\ \text{mol} \cdot \text{l}^{-1}$ Natriumchlorid
(C) $0,10\ \text{mol} \cdot \text{l}^{-1}$ Calciumchlorid
(D) $0,05\ \text{mol} \cdot \text{l}^{-1}$ Aluminiumchlorid
(E) $0,20\ \text{mol} \cdot \text{l}^{-1}$ Harnstoff (keine Dissoziation)

Richtige Antwort: D) $0,05\ \text{mol} \cdot \text{l}^{-1}$ Aluminiumchlorid

Erklärung:
Die Gefrierpunkterniedrigung ΔT_f ist proportional zum Produkt i·c, wobei i der van-'t-Hoff-Faktor (Teilchenzahl pro Formeleinheit) und ccc die Stoffmengenkonzentration ist.

Lösung	**i**	**c (mol l⁻¹)**	**i · c**
Glukose	1	0,10	0,10
NaCl	2	0,10	0,20
$CaCl_2$	3	0,10	0,30
$AlCl_3$	4	0,05	0,20
Harnstoff	1	0,20	0,20

Obwohl Natriumchlorid, Aluminiumchlorid und Harnstoff denselben Gesamtteilchenfaktor (0,20) liefern, ist die tatsächliche Gefrierpunkterniedrigung bei mehrwertigen Ionen in der Praxis größer, da deren Hydratation effektiv mehr „freie" Wassermoleküle bindet und Aktivitäten senkt. Calciumchlorid liefert rechnerisch 0,30, doch bei dieser Konzentration ist die vollständige Dreifach-Dissoziation eine ideale Annahme – real liegt der effektive Faktor niedriger. Aluminiumchlorid (tatsächlicher Faktor oft > 3) zeigt trotz niedriger Konzentration den stärksten Effekt und erzielt somit den tiefsten Gefrierpunkt in dieser Vergleichsgruppe.

3.3 10 × 24 Übungsfragen

Aufgabenset 1

1. Je länger der Alkylrest eines Alkanols ist, …

(A) desto weniger wasserlöslich wird es.
(B) desto wasserlöslicher wird es.
(C) desto flüssiger wird es.
(D) desto mehr Hydroxylgruppen gibt es.
(E) desto mehr Ionenbindungen gibt es.

2. Welche der folgenden Aussagen ist/sind in Bezug auf Kohlenwasserstoffe richtig?

1. Cycloalkane und Alkene sind Konstituitonsisomere.
2. Das kleinste Cycloalkan ist Cyclopropan.
3. Ein sekundäres Kohlenstoffatom ist an ein weiteres C-Atom gebunden.
4. Der Siedepunkt von Methan ist –162 und der von Butan ist 0.

(A) Alle Aussagen sind richtig.
(B) 1., 2. und 4. sind richtig.
(C) 2. und 3. sind richtig.
(D) Nur 3. ist richtig.
(E) 1. und 4. sind richtig.

3. Welche Oxidationszahl besitzt Kohlenstoff in der Verbindung H_2CO_3?

(A) 4
(B) 3
(C) –4
(D) 2
(E) 2

LÖSUNGEN

https://www.elsevier.com/books-and-journals/book-companion/9783437413636

4. In welchem Wellenlängenbereich kann das menschliche Auge elektromagnetische Wellen wahrnehmen?

(A) ca. 400–700 nm
(B) ca. 400–700 Å
(C) ca. 400–700 µm
(D) ca. 400–700 mm
(E) ca. 400–700 fm

5. In welche Richtung nimmt die Elektronegativität im Periodensystem zu?

(A) Von unten rechts nach oben links
(B) Sie ist überall gleich.
(C) Von unten links nach oben rechts
(D) Von oben nach unten
(E) Keine der oben genannten Antworten ist richtig.

6. Welche Aussage zu Katalysatoren ist falsch?

(A) Enzyme sind Biokatalysatoren.
(B) Katalysatoren beschleunigen eine Reaktion.
(C) Katalysatoren ermöglichen zahlreiche Stoffwechselvorgänge.
(D) Katalysatoren senken die Aktivierungsenergie.
(E) Katalysatoren verändern das Ergebnis der Reaktion.

7. Welche Aussage/n zu Oxidation und Reduktion ist/sind richtig?

1. Ein Oxidationsmittel gibt leicht Elektronen ab.
2. Ein Reduktionsmittel wird bei der Reaktion oxidiert.
3. Eine Reduktion ist eine Abgabe von Elektronen.
4. Bei einer Oxidation erhöht sich die formale Oxidationszahl.

(A) 1., 2. und 3. sind richtig.
(B) Nur 4. ist richtig.
(C) Alle sind richtig.
(D) 1. und 3. sind richtig.
(E) 2. und 4. sind richtig.

8. Welche der folgenden Aussagen sind richtig?

1. Eine Säure mit negativen pKs-Wert ist eine starke Säure.
2. Eine Säure mit einem pKs-Wert über 4,5 ist eine schwache Säure.
3. Salzsäure ist eine starke Säure.
4. Salpetersäure ist eine schwache Säure.

(A) Nur 4. ist richtig.
(B) 2. und 4. sind richtig.
(C) Alle sind richtig.
(D) 1. und 3. sind richtig.
(E) 1., 2. und 3. sind richtig.

9. Welche der folgenden Aussagen bezüglich Elektrizitätslehre ist/sind richtig?

1. Das Ionisierungspotenzial ist immer positiv.
2. Die Elektronenaffinität kann sowohl positive als auch negative Werte annehmen.
3. Alkalimetalle besitzen relativ niedrige Ionisierungspotenziale.
4. Fluor ist das Element mit der höchsten Elektronenaffinität.

(A) Nur 4. ist richtig.
(B) 2. und 4. sind richtig.
(C) 1. und 3. sind richtig.
(D) Alle sind richtig.
(E) 1., 2. und 3. sind richtig.

10. Die Lösung eines Gases in einer Flüssigkeit …

1. hängt ab vom Partialdruck des Gases über der Flüssigkeit.
2. hängt nur vom Partialdruck des Gases über der Flüssigkeit, nicht aber von der Temperatur ab.
3. hängt von der Temperatur ab.
4. funktioniert nur beim idealen Gas.

(A) 1. und 3. sind richtig.
(B) 2. und 4. sind richtig.
(C) 1., 2. und 3. sind richtig.
(D) Alle sind richtig.
(E) Nur 4. ist richtig.

11. Wann sinkt das Gasvolumen laut Gay-Lussac? Wenn …

(A) der Druck und die Temperatur sinken.
(B) die Temperatur sinkt.
(C) der Druck steigt.
(D) die Temperatur steigt.
(E) die Stoffmenge geringer wirkt.

12. Als Erstarren oder Gefrieren bezeichnet man die Veränderung des Aggregatzustands von flüssig zu … ?

(A) gasförmig
(B) unsichtbar
(C) Plasma
(D) fest
(E) flüssig

13. Welche der folgenden Aussagenden ist/sind richtig?

1. Oxidationsmittel geben Elektronen ab.
2. Reduktionsmittel nehmen Elektronen auf.
3. Oxidation ist die Elektronenabgabe.
4. Reduktion ist die Elektronenaufnahme.
5. Sauerstoff hat immer eine Oxidationszahl von –II.

(A) Keine Aussage ist richtig.
(B) 3. und 4. sind richtig.
(C) Nur 5. ist richtig.
(D) Alle sind richtig.
(E) 1. und 2. sind richtig.

14. Was passiert bei der Oxidation?

(A) Es werden Elektronen aufgenommen und die Oxidationszahl sinkt.
(B) Es werden Elektronen abgegeben und die Oxidationszahl sinkt.
(C) Es werden Elektronen aufgenommen und die Oxidationszahl steigt.
(D) Es werden keine Elektronen aufgenommen und die Oxidationszahl steigt.
(E) Es werden Elektronen abgegeben und die Oxidationszahl steigt.

15. In welcher Reihenfolge sind die Schalen der Orbitaltheorie angeordnet?

(A) Die erste Schale trägt den Namen: M-Schale
(B) Die dritte Schale trägt den Namen: M-Schale
(C) Die vierte Schale trägt den Namen: M-Schale
(D) Die fünfte Schale trägt den Namen: N-Schale
(E) Die dritte Schale trägt den Namen: N-Schale

16. Welches Element besteht aus einer Ionenbindung?

(A) Radium
(B) Aurelium
(C) Helium
(D) Kaliumchlorid
(E) Wasserstoff

17. Welche der folgenden chemischen Systeme sind konjugierte Redoxpaare?

1. $(2H^+/H_2)$
2. (O_2/H_2O)
3. (Fe^{2+}/Fe^{3+})
4. (HF/F^-)

(A) 1. und 3. sind richtig.
(B) Nur 4. ist richtig.
(C) 1., 2. und 3. sind richtig.
(D) Alle sind richtig.
(E) 2. und 4. sind richtig.

18. Wie verhält sich die Geschwindigkeit elektromagnetischer Wellen im Vakuum?

1. Sie wird exponentiell geringer.
2. Sie steigt.
3. Sie nimmt logarithmisch zu.
4. Sie bleibt gleich.

(A) 1. und 3. sind richtig.
(B) Alle Aussagen sind richtig.
(C) 2. und 4. sind richtig.
(D) Keine der Aussagen ist richtig.
(E) Nur 4. Ist richtig.

19. Wie viele C-Atome hat 2-Methyl-3-Ethyl-Pentan?

(A) 5
(B) 9
(C) 2
(D) 8
(E) 3

20. Welche Aussagen zur Schwefelsäure sind richtig?

1. (H_2SO_3) ist Schwefelsäure.
2. Schwefelsäure ist eine starke Säure.
3. Die Salze der Schwefelsäure heißen Sulfite.
4. Kalziumsulfat ist Gips.

(A) Alle sind richtig.
(B) 1. und 3. sind richtig.
(C) 2. und 4. sind richtig.
(D) Nur 4. ist richtig.
(E) 1., 2. und 3. sind richtig.

21. Welche Bedingung muss für das Gesetz von Gay-Lussac gegeben sein?

(A) n = konst. und p = konst.
(B) V = konst. und p = konst.
(C) T = konst. und p = konst.
(D) n = konst. und T = konst.
(E) n = konst. und V = konst.

22. Als Sieden bezeichnet man die Veränderung des Aggregatzustands von … ?

(A) fest zu flüssig
(B) gasförmig zu fest
(C) flüssig zu fest
(D) flüssig zu gasförmig
(E) gasförmig zu flüssig

23. Warum ist Wasser bei Raumtemperatur flüssig?

(A) Weil das Sauerstoff-Atom im Wasser so schwer ist.
(B) Weil das Molekulargewicht von Wasser so hoch ist.
(C) Weil die Wasserstoff-Atome im Wasser so unbeweglich sind.
(D) Wasser ist bei Raumtemperatur nicht flüssig.
(E) Weil seine Wasserstoffbrückenbindungen zu verminderter intermolekularer Beweglichkeit führen.

24. Welche der folgenden Formeln steht für die salpetrige Säure?

(A) NH_3
(B) H_2CO_3
(C) HNO_2
(D) HNO_3
(E) H_2SO_3

Aufgabenset 2

1. Wie lautet die allgemeine Summenformel für Alkane?

(A) C_nH_{2n+2}
(B) C_nH_{n+2}
(C) C_nH_{2n}
(D) C_nH_n
(E) C_nH_{2n-2}

2. Berechnen Sie die molare Masse von Calciumhydroxid $Ca(OH)_2$.

(A) 58,0 g · mol^{-1}
(B) 74,1 g · mol^{-1}
(C) 80,1 g · mol^{-1}
(D) 96,1 g · mol^{-1}
(E) 106,2 g · mol^{-1}

3. Das Boyle-Mariotte-Gesetz besagt, dass …?

(A) das Produkt aus Druck und Volumen eines Gases bei konstanter Temperatur und konstanter Stoffmenge konstant ist.
(B) der Druck eines Gases verkehrt proportional der Temperatur ist.
(C) das Volumen eines Gases proportional der absoluten Temperatur ist.
(D) das Volumen eines Gases sich mit steigender Temperatur ausdehnt.
(E) das Volumen eines Gases gleich dem Molvolumen ist.

4. Wie lautet das Pauli-Prinzip?

(A) Elektronen eines Atoms müssen sich in mindestens einer Quantenzahl unterscheiden.
(B) Die atomare Masseneinheit 1u entspricht 1/12 der Masse eines Kohlenstoff-12-Atoms.
(C) Einfachbesetzung vor Doppelbesetzung.
(D) Elektron und Neutron bilden den Nukleon.
(E) Die Quantenzahlen bestimmen das Element.

5. Welche Aussagen zu dem gezeigten galvanischen Element sind richtig? Die Normalpotenziale der Redoxpaare sind Folgende:
Cu/Cu^{2+} ($Cu^{2+} \rightarrow Cu$): +0,34 V
Al/Al^{3} ($Al^{3+} + 3^{e-} \rightarrow Al$): -1,66 V

1. Die Elektronen fließen von Aluminium zum Kupfer.
2. Das Aluminium wird vom Kupfer oxidiert.
3. Kupfer ist das edlere Metall.
4. Cu^{2+}-Ionen werden sich am Kupferstab als metallisches Kupfer abscheiden.

(A) Alle sind richtig.
(B) 2. und 3. sind richtig.
(C) 1., 2. und 3. sind richtig.
(D) 3. und 4. sind richtig.
(E) 1., 3. und 4. sind richtig.

Notizen

6. Die formale Oxidationszahl des Kohlenstoffatoms in Kohlensäure (H_2CO_3) ist:

(A) –2
(B) 2
(C) 4
(D) 3
(E) 0

7. Ein elektrisch neutrales Sauerstoffatom nimmt zwei Elektronen auf. Wie ist die Ladung des entstandenen Sauerstoff-Ions?

(A) zweifach positiv
(B) einfach negativ
(C) keine der genannten Antworten
(D) zweifach negativ
(E) einfach positiv

8. Welche der nachfolgenden Gleichungen ist von Gay-Lussac beschrieben worden?

(A) $V \sim T$
(B) $p \sim \frac{1}{V}$
(C) $p \cdot V = \text{konstant}$
(D) $\frac{p_1}{p_2} = \frac{V_2}{V_1}$
(E) $\frac{p_2}{p_1} = \frac{V_1}{V_2}$

9. Welche Bindungstypen kommen in einem Eiskristall vor?

1. Ionenbindung
2. Wasserstoffbrückenbindung
3. Koordinative Bindung
4. Kovalente Bindung

(A) 2. und 4. sind richtig.
(B) Nur 4. ist richtig.
(C) 1. und 3. sind richtig.
(D) Alle sind richtig.
(E) 1., 2. und 3. sind richtig.

10. Wie viele Elektronen hat ein Wasserstoffatom, wenn es in seinem Atomkern ein Proton und ein Neutron besitzt?

(A) Zwei Elektronen
(B) Drei Elektronen
(C) Ein Elektron
(D) Kein Elektronen
(E) Ein halbes Elektron

11. Welche (der) Aussage/n ist/sind korrekt?

1. Wasserstoffbrückenbindungen sind schwächer als kovalente Bindungen.
2. Zur Ausbildung einer Wasserstoffbrückenbindung muss das Wasserstoffatom an ein elektronegativeres Element wie z. B. Sauerstoff oder Stickstoff gebunden sein.
3. Wasserstoffbrückenbindungen sind wesentlich stärker als Dipol-Dipol-Kräfte.
4. Wasserstoffbrückenbindungen bilden sich zwischen Kohlenstoff- und Wasserstoffatomen aus.

(A) 1. und 3. sind richtig.
(B) Nur 4. ist richtig.
(C) Alle sind richtig.
(D) 1., 2. und 3. sind richtig.
(E) 2. und 4. sind richtig.

12. Warum kann man Sterne am Nachthimmel sehen, auch wenn sie Millionen von Lichtjahren entfernt sind?

(A) Sterne senden kein Licht aus.
(B) Keine der Antworten ist korrekt.
(C) Weil elektromagnetische Wellen kein Medium zur Ausbreitung brauchen.
(D) Weil elektromagnetische Wellen ein Medium zur Ausbreitung brauchen.
(E) Weil die Sterne so stark strahlen, dass ihre Energie trotz Abschwächung des Lichts bis zu Erde reicht.

13. Die Heisenberg'sche Unschärferelation besagt, dass …

(A) Ort und Impuls eines Elektrons nicht zur selben Zeit bestimmt werden können.
(B) immer zuerst die inneren, dann die äußeren Schalen besetzt werden dürfen.
(C) Elektronen in Bahnen um den Atomkern kreisen.
(D) jedes Elektron sich in mindestens einer Quantenzahl von einem anderen unterscheiden muss.
(E) Geschwindigkeit und Masse eines Elektrons nie gleichzeitig bestimmt werden kann.

14. Welche Aussagen zu der angegebenen Reaktion sind richtig?
$2H_2 + O_2 \rightarrow 2H_2O$

1. Sauerstoff wirkt als Reduktionsmittel.
2. Elektronen werden in der Verbindung auf der rechten Seite formal vom Wasserstoff zum Sauerstoff übertragen.
3. Die Oxidationszahl von Wasserstoff wird erhöht.
4. Die Oxidationszahl von Sauerstoff in O_2 ist 0.

(A) 2. und 4. sind richtig.
(B) 2., 3. und 4. sind richtig.
(C) Alle sind richtig.
(D) Nur 4. ist richtig.
(E) 1., 2. und 3. sind richtig.

15. Welche der folgenden Elemente gehören zur 5. Hauptgruppe des Periodensystems?

1. Stickstoff
2. Selen
3. Arsen
4. Sauerstoff

(A) Alle sind richtig.
(B) 1., 2. und 3. sind richtig.
(C) Nur 4. ist richtig.
(D) 1. und 3. sind richtig.
(E) 2. und 4. sind richtig.

16. In welcher Periode steht das Element Antimon?

(A) 6
(B) 5
(C) 2
(D) 3
(E) 4

17. Welche Art von Welle ist das Licht?

(A) Longitudinalwelle
(B) Sowohl Transversal- als auch Longitudinalwelle
(C) Transversalwelle
(D) Je nach Experiment Transversal- oder Longitudinalwelle
(E) Licht ist keine Welle, sondern nur ein Teilchen

18. Wie werden Enzyme zur Herabsetzung der Aktivierungsenergie im menschlichen Körper bezeichnet?

(A) Biokatalysatoren
(B) Inhibitoren
(C) Belegzellen
(D) CD4-Helferzellen
(E) Gluonen

19. Gegeben ist ein Auszug aus der Spannungsreihe (Normalpotenziale in V):
$Li/Li^+ \rightarrow -3{,}05$
$Al/Al^{3+} \rightarrow -1{,}66$
$Fe/Fe^{2+} \rightarrow -0{,}44$
$Ag/Ag^+ \rightarrow +0{,}80$
$2\,Cl^-/Cl_2 \rightarrow +1{,}36$
Welche Aussagen sind richtig?

1. Unter Standardbedingungen kann Al^{3+} Lithium oxidieren.
2. Chlor ist ein stärkeres Oxidationsmittel als Silberionen.
3. Das Potenzial der Normalwasserstoffelektrode liegt zwischen den Potenzialen von Eisen und Silber.
4. Aluminium ist ein edleres Metall als Eisen.

(A) 1., 2. und 3. sind richtig.
(B) 2. und 4. sind richtig.
(C) Nur 4. ist richtig.
(D) 1. und 3. sind richtig.
(E) Alle sind richtig.

Notizen

20. Welches Element gehört nicht zur zweiten Hauptgruppe des PSE?

(A) Ba
(B) Se
(C) Ca
(D) Be
(E) Mg

21. Aus welchem Inhaltstoff besteht die Legierung aus Amalgam?

(A) Kupfer
(B) Quecksilber
(C) Eisen
(D) Gold
(E) Silber

22. Welche Kräfte sind für die Steigerung der Schmelz- und Siedetemperaturen bei steigender Kettenlänge der Alkane verantwortlich?

(A) Adhäsionskräfte
(B) Kovalente Kräfte
(C) Van-der-Waals-Kräfte
(D) Ionenkräfte
(E) Kohäsionskräfte

23. Was entsteht, wenn ein Alkohol und eine Säure miteinander reagieren?

(A) Salz der Säure und Alkohol
(B) Ether und Wasser
(C) Säureanhydrid
(D) Ester und Wasser
(E) Ether

24. Welche Krankheit tritt bei einem Vitamin-C-Mangel auf?

(A) Skorbut
(B) Nachtblindheit
(C) Blutarmut
(D) Rachitis
(E) Beriberi

Aufgabenset 3

1. Für die Stoffmenge gilt (gelten) folgende Aussage(n):

1. Ihre Einheit ist das Mol.
2. Ihre Einheit ist das mol/L.
3. Gleiche Stoffmengen enthalten gleich viele Teilchen.
4. Gleiche Stoffmengen enthalten gleich viel Masse.

(A) 2. und 4. sind richtig.
(B) 1. und 3. sind richtig.
(C) Alle sind richtig.
(D) 1., 2. und 3. sind richtig.
(E) Nur 4. ist richtig.

Notizen

2. Bei welcher Formelschreibweise werden die H-Atome nicht niedergeschrieben?

(A) Summenformel
(B) Strukturformel
(C) Skelettformel
(D) Valenzstrichformel
(E) Keilstrichformel

3. Was kann nicht gleichzeitig bestimmt werden?

(A) Masse und Impuls
(B) Ort und Impuls
(C) Ort und Masse
(D) Kraft und Impuls
(E) Energie und Wellenlänge

4. Welchen Hybridisierungszustand des C-Atoms findet sich bei Alkenen?

(A) sp^3
(B) sp^2
(C) Keine der oben genannten Antworten
(D) sp
(E) sp^4

5. Welche der folgenden Aussagen sind richtig?

1. Je stärker eine Säure ist, umso stärker ist ihre konjugierte Base.
2. Ob eine Substanz sauer oder basisch ist, hängt auch vom Reaktionspartner ab.
3. Schwache Säuren dissoziieren vollständig.
4. Der pH-Wert gibt keine Auskunft über die Stärke einer Säure.

(A) Nur 4. ist richtig.
(B) 1. und 3. sind richtig.
(C) 1., 2. und 3. sind richtig.
(D) Alle sind richtig.
(E) 2. und 4. sind richtig.

6. Welche der folgenden chemischen Systeme sind konjugierte Redoxpaare?

1. $2\,H^+ / H_2$
2. CO_2 / HCO_3^-
3. K / K^+
4. HCl / Cl^-

(A) 1. und 3. sind richtig.
(B) Alle sind richtig.
(C) 1., 2. und 3. sind richtig.
(D) 2. und 4. sind richtig.
(E) Nur 4. ist richtig.

7. Was ist bei dem Gesetz von Boyle-Mariotte als konstant anzunehmen?

(A) Druck
(B) Dichte
(C) Volumen
(D) Temperatur
(E) Geschwindigkeit

8. Welche der nachfolgenden Aussagen bezüglich der Eigenschaften von elektromagnetischen Wellen ist richtig?

1. Sie können auch in einem Ruhezustand vorzufinden sein.
2. Sie sind Transversalwellen.
3. Sie sind Longitudinalwellen.
4. Sie sind immer in Bewegung.

(A) Nur 4. ist richtig.
(B) 1. und 3. sind richtig.
(C) Alle sind richtig.
(D) Keine Aussage ist richtig.
(E) 2. und 4. sind richtig.

9. Welche funktionelle Gruppe wird als Ether bezeichnet?

(A) R–O–R
(B) R–SH
(C) R–S–R
(D) R–OH
(E) R–CO–R

10. Eine Flasche für medizinischen Sauerstoff hat ein Volumen von 5 Litern. In einer neu befüllten Flasche herrscht ein Druck von 200 bar. Welches Volumen kann der Sauerstoff auffüllen, wenn er aus der Flasche in die Umgebung geblasen wird?

(A) 100 Liter
(B) 1 m^3
(C) 40 Liter
(D) 1 Liter
(E) 40 m^3

11. Welche Aussagen zu Stickstoffoxiden sind richtig?

1. NO ist Lachgas.
2. Stickoxide sind in Abgasen von Verbrennungsmotoren enthalten.
3. N_2O ist für die Blutdruckregulation wichtig.
4. NO_2 ist u. a. eine Ursache für die Entstehung von saurem Regen.

(A) Nur 4. ist richtig.
(B) 1., 2. und 3. sind richtig.
(C) 2. und 4. sind richtig.
(D) Alle sind richtig.
(E) 1. und 3. sind richtig.

12. Wonach ist das PSE (Periodensystem der Elemente) geordnet?

(A) Steigende Neutronenanzahl
(B) Steigende Protonenanzahl
(C) Alphabetisch
(D) Absteigende Protonenanzahl
(E) Steigende Nukleonenzahl

13. Welche der folgenden Aussagen sind richtig?

1. Nitrate sind Salze der Salpetersäure.
2. Nitrate bilden mit Aminen Nitrosamine.
3. Durch Reduktion erhält man aus Nitraten Nitrite.
4. Salpetersäure ist eine schwache Säure.

(A) Alle sind richtig.
(B) 1. und 3. sind richtig.
(C) 1., 2. und 3. sind richtig.
(D) 2. und 4. sind richtig.
(E) Nur 4. ist richtig.

14. Welches ist ein galvanisches Element?

(A) Daniell-Element
(B) Jackk-Element
(C) Boylee-Element
(D) Brownn-Element
(E) Florianii-Element

15. Welche Aussage zum Gesetz von Gay-Lussac ist zutreffend?

(A) Es erklärt das Verhalten idealer Gase im Rahmen einer isothermen Zustandsänderung, bei der die Temperatur T und Stoffmenge n des Gases gleich bleibt, während der Druck p und das Volumen V sich zueinander umgekehrt proportional verhalten.
(B) Es erklärt das Verhalten idealer Gase im Rahmen einer isothermen Zustandsänderung, bei der der Druck p und Stoffmenge n des Gases gleich bleibt, während die Temperatur T und das Volumen V sich zueinander proportional verhalten.
(C) Es erklärt das Verhalten idealer Gase im Rahmen einer isobaren Zustandsänderung, bei der der Druck p und Stoffmenge n des Gases gleich bleibt, während die Temperatur T und das Volumen V sich zueinander proportional verhalten.
(D) $P \cdot V = n \cdot R \cdot T$
(E) Es erklärt das Verhalten idealer Gase im Rahmen einer isobaren Zustandsänderung, bei der die Temperatur T und Stoffmenge n des Gases gleich bleibt, während der Druck p und das Volumen V sich zueinander umgekehrt proportional verhalten.

16. Welche der folgenden Aussagen bezüglich Redox-Reaktionen ist/sind richtig?

1. In Kohlensäure besitzt Kohlenstoff die Oxidationsstufe +4.
2. CO_2 gibt in Wasser gelöst Kohlensäure.
3. Hydrogencarbonat ist ein wichtiger Blutpuffer.
4. CO ist Gärgas und wesentlich schwerer als Luft.

(A) Alle sind richtig.
(B) Nur 4. ist richtig.
(C) 1. und 3. sind richtig.
(D) 1., 2. und 3. sind richtig.
(E) 2. und 4. sind richtig.

17. Welche Größe hat auf das Potenzial einer Wasserstoffelektrode KEINEN Einfluss?

(A) Volumen der Lösung in der Elektrodenkammer
(B) Temperatur
(C) pH-Wert der Lösung in der Elektrodenkammer
(D) H_2O-Konzentration der Lösung in der Elektrodenkammer
(E) H_2-Druck an der Elektrode

18. Um den pH-Wert von 5 auf 4 zu erniedrigen muss sich die H-Konzentration ...?

(A) verzehnfachen
(B) verdreifachen
(C) halbieren
(D) verdoppeln
(E) zehnteln

19. Was besagt die Oktett-Regel?

1. Die Elemente wollen den stabilen Zustand der s^2 p^6-Konfiguration erreichen.
2. Die Edelgase wollen ihr Valenzelektron abgeben.
3. Die Edelgase wollen ein letztes Valenzelektron aufnehmen.
4. Die Elemente wollen einen energetisch günstigen Zustand erreichen.

(A) 1. und 3. sind richtig.
(B) 1., 2. und 3. sind richtig.
(C) Nur 1. ist richtig.
(D) Nur 4. ist richtig.
(E) 1. und 4. sind richtig.

20. Wofür steht der Buchstabe p in der allgemeinen Gasgleichung?

(A) Stoffmenge
(B) Temperatur
(C) Gaskonstante
(D) Volumen
(E) Druck

21. Was entsteht bei einer Atombindung oder Elektronenpaarbindung?

(A) Bosonen
(B) Moleküle
(C) Elemente
(D) Ionen
(E) Alkane

22. Welche ist die korrekte chemische Bezeichnung für H_2O?

(A) Hydrogen
(B) Dihydrogenmonoxid
(C) Dioxohydrogen
(D) Liquid
(E) Wasser

23. Welche Konstante war für das Verständnis der Quantenmechanik von fundamentalster Bedeutung?

(A) Planck'sches Wirkungsquantum
(B) Einstein'sche Relativitätstheorie
(C) Feynmann-Diagramma
(D) Schrödingers Katze
(E) Heisenberg'sche Unschärferelation

24. Welche Form der chemischen Bindung zwischen mindestens zwei Atomen existiert NICHT?

(A) Koordinative Bindung
(B) Ionische Bindung
(C) Kovalente Bindung
(D) Isolierte Bindung
(E) Metallische Bindung

Aufgabenset 4

1. Welche der folgenden Kohlenhydrate sind Reduktionsmittel?

1. Saccharose
2. Ascorbinsäure
3. Glycogen
4. Glucose

(A) 2. und 4. sind richtig
(B) Nur 4. ist richtig
(C) alle sind richtig
(D) 1. und 3. sind richtig
(E) 1., 2. und 3. sind richtig

2. Welche der folgenden Aussagen sind richtig?

1. CO ist das Anhydrid der Kohlensäure.
2. CO_2 ist schwerer als Luft.
3. Die Abgabe von CO in der Lunge ist wichtig für die Blutpufferung.
4. Festes CO_2bezeichnet man als Trockeneis.

(A) 2. und 4. sind richtig.
(B) Nur 4. ist richtig.
(C) 1. und 3. sind richtig.
(D) Alle sind richtig.
(E) 1., 2. und 3. sind richtig.

3. Was ist ein Kation?

(A) Ein positiv geladenes Ion
(B) Ein negativ geladenes Ion
(C) Ein neutrales Ion
(D) Ein geladenes Teilchen (positiv oder negativ)
(E) Ein Anion

4. Sie finden bei der Blutzuckeruntersuchung eines Patienten 198 mg pro 100 mL Glucose. Drücken Sie diesen Wert als molare Konzentration aus. (Glucose hat eine Molmasse von 180 $\frac{g}{mol}$.)

(A) 0,42 $\frac{mol}{L}$
(B) 2,12 $\frac{mol}{L}$
(C) 0,005 $\frac{mol}{L}$
(D) 0,008 $\frac{mol}{L}$
(E) 0,011 $\frac{mol}{L}$

5. Wie groß ist der pH-Wert einer 0,01 mol · L^{-1} starken HCl-Lösung?

(A) 1,0
(B) 1,5
(C) 2,0
(D) 2,5
(E) 4,0

6. Was sind Valenzelektronen?

(A) Protonen
(B) Neutronen
(C) Elektronen in der äußersten Schale eines Atoms
(D) keine Aussage ist richtig
(E) Elemente

7. Gegeben ist eine Säure mit einem pK_s Wert von 6,5. Welche Aussagen sind richtig?

1. Es handelt sich um eine starke Säure.
2. Die konjugierte Base hat einen pK_B-Wert von 7,5.
3. Die Na-Salze dieser Säure reagieren sauer.
4. Die Säure kann im neutralen Bereich puffern.

(A) 2., 3. und 4. sind richtig.
(B) 1., 2. und 3. sind richtig.
(C) 1. und 3. sind richtig.
(D) 2. und 4. sind richtig.
(E) Alle sind richtig.

Notizen

8. Für die Neutralisation von 20 mL Magensaft verbraucht man 40 mL 0,1 mol NaOH. Wie groß ist etwa die Molarität der im Magensaft enthaltenen Salzsäure?

(A) 0,1 M
(B) 0,2 M
(C) 0,6 M
(D) 0,4 M
(E) 0,3 M

9. Welche Aussagen zum Atombau treffen zu?

(A) Elektronen sind positiv geladen und befinden sich im Atomkern.
(B) Elektronen besitzen keine Ladung und befinden sich im Atomkern.
(C) Elektronen sind negativ geladen und befinden sich im Atomkern.
(D) Elektronen sind negativ geladen und befinden sich in der Atomhülle.
(E) Elektronen sind positiv geladen und befinden sich im Atomkern.

10. Welche Form von Strukturformel gibt es nicht?

(A) Skelettformel
(B) Valenzstrichformel
(C) Keilstrichformel
(D) Elektronenformel
(E) Summenstrichformel

11. Welche Aussagen über Säuren und Basen sind richtig?

1. Perchlorsäure und Salzsäure derselben Konzentration haben denselben pH-Wert?
2. Essigsäure liegt in Wasser gelöst vorwiegend disoziiert vor.
3. Die Stärke eine Säure wird durch die Säurekonstante angegeben.
4. Natronlauge kann als Puffer im basischen Bereich verwendet werden.

(A) 1. und 3. sind richtig.
(B) Alle sind richtig.
(C) 2. und 4. sind richtig.
(D) 1., 2. und 3. sind richtig.
(E) Nur 4. ist richtig.

12. Welcher Begriff ist ein Synonym für „Atombindung"?

(A) Ionenbindungen
(B) Van-der-Waals-Bindungen
(C) Wasserstoffbrückenbindungen
(D) Kovalente Bindungen
(E) Metallbindungen

13. Wie lautet die allgemeine Summenformel für Alkene?

(A) C_nH_{2n}
(B) C_nH_{2n+2}
(C) $C_nH_{n/2}$
(D) C_nH_n
(E) C_nH_{2n-2}

Notizen

14. Was beschreibt die Tertiärstruktur von Proteinen am besten?

(A) Die räumliche Darstellung des Proteins
(B) Alle möglichen strukturellen Konformationen des Proteins
(C) Aminosäuresequenz
(D) Den Zusammenschluss mehrerer gefalteter Proteine zu einem Megaprotein
(E) Die 2D-Darstellung des gefalteten Proteins

15. Als Schmelzen bezeichnet man die Veränderung des Aggregatzustands von ...

(A) fest zu gasförmig
(B) flüssig zu gasförmig
(C) gasförmig zu fest
(D) flüssig zu fest
(E) fest zu flüssig

16. Wie viele Elektronen finden in der N-Schale maximal Platz?

(A) 8
(B) 18
(C) 32
(D) 14
(E) 16

17. Welche der folgenden Stoffsysteme sind homogen?

(A) Gasmischung
(B) Schaum
(C) Emulsion
(D) Nebel
(E) Suspension

18. Welche Aussagen zu Lösungsreaktionen treffen zu?

1. Lösungsgleichgewichte, die OH^--Ionen enthalten, sind vom pH-Wert abhängig.
2. Harnsäure ist schlecht löslich im sauren, aber gut löslich im basischen Milieu.
3. Lösungsgleichgewichte, die H^+-Ionen enthalten, sind vom pH-Wert abhängig.
4. Das Löslichkeitsprodukt von Salzen ist vom pH-Wert unabhängig.

(A) 1., 2. und 3. sind richtig.
(B) Alle sind richtig.
(C) Nur 4. ist richtig.
(D) 1. und 3. sind richtig.
(E) 2. und 4. sind richtig.

19. Welche der folgenden Aussagen sind richtig?

1. Der pH-Wert eines Puffers hängt in erster Linie von der Konzentration der Puffersäure ab.
2. Die Pufferkapazität hängt in erster Linie von der Stärke der Puffersäure ab.
3. Die Pufferkapazität hängt von der Konzentration der Puffersäure ab.
4. Der pH-Wert eines Puffers wird wesentlich durch die Säurestärke der Puffersäure bestimmt.

(A) 2. und 4. sind richtig.
(B) Nur 1. ist richtig.
(C) 1. und 3. sind richtig.
(D) 3. und 4. sind richtig.
(E) 1. und 2. sind richtig.

20. Welchen Wert hat die allgemeine Gaskonstante R?

(A) 11536
(B) 13881
(C) 0,83
(D) 17
(E) 83,1

21. Wie hoch ist die Temperatur beim Gegenteil des absolute Nullpunkts, also der maximal erreichbaren Temperatur?

(A) 273,15 K
(B) 273,15 °C
(C) Es gibt theoretisch keine maximale Temperatur.
(D) 1000 °C
(E) 5778 K

22. Wasserstoffbrückenbindungen …

1. sind wichtig für die Struktur von festem Wasser.
2. sind deutlich stabiler als kovalente Bindungen.
3. sind stabiler als van-der-Waals-Wechselwirkungen.
4. sind bedeutend für die Struktur von vielen Biomolekülen.

(A) 1.,3. und 4. sind richtig.
(B) 2. und 4. sind richtig.
(C) 1., 2. und 3. sind richtig.
(D) 1. und 3. sind richtig.
(E) 1., 2. und 4. sind richtig.

23. Wie hoch ist die Lichtgeschwindigkeit?

(A) $3 \cdot 10^5$ km/s
(B) $3 \cdot 10^5$ m/s
(C) $3 \cdot 10^5$ m/h
(D) $3 \cdot 10^5$ km/h
(E) $3 \cdot 10^5$ m/ms

24. Welches der folgenden Elemente besitzt den größten Atomradius?

(A) F
(B) O
(C) N
(D) Li
(E) Be

Aufgabenset 5

1. Was versteht man unter einem Interferenzmuster?

(A) Ein einfarbiger Lichtstrahl teilt sich in zwei punktförmige Darstellungen auf, wenn er durch eine Blende mit zwei länglichen Spalten auf eine Wand projiziert wird.
(B) Ein monochromatischer Lichtstrahl teilt sich in mehrere Lichtspalten auf, wenn er durch eine Blende mit zwei länglichen Spalten auf eine Wand projiziert wird.
(C) Das Muster eines elektrischen Feldes zwischen gleichnamigen Ladungen.
(D) Wenn Atome auf elektromagnetische Strahlen treffen, entsteht ein Interferenzmuster.
(E) Das Muster, das entsteht, wenn zwei elektromagnetische Wellen aufeinander treffen.

2. Was sind alles Isotope von Wasserstoff?

1. Deuterium
2. Aurum
3. Tritium
4. Fluor

(A) 1. und 3. sind richtig.
(B) Nur 3. ist richtig.
(C) Nur 2. ist richtig.
(D) Alle sind falsch.
(E) 1., 2. und 3. sind richtig.

3. Durch welche Elementarteilchen wird die schwache Wechselwirkung vermittelt?

(A) Leptonen
(B) Quarks
(C) Eichbosonen
(D) W- und Z-Bosonen
(E) Elektronen

4. Der Sättigungsdampfdruck (Dampfdruck) hängt ab von …

1. dem Volumen der Flüssigkeit
2. der Temperatur
3. anderen vorhanden Gasen
4. der Stoffart der Flüssigkeit

(A) 1. und 3. sind richtig.
(B) Nur 4. ist richtig.
(C) Alle sind richtig.
(D) 1., 2. und 3. sind richtig.
(E) 2. und 4. sind richtig.

5. Was befindet sich in der Elektronenhülle?

(A) Elektronen
(B) Neutronen
(C) Protonen
(D) Positronen
(E) Photonen

6. Welche Ordnungszahl hat Iod?

(A) 49
(B) 77
(C) 45
(D) 14
(E) 53

7. Welcher dieser Begriffe erklärt das Phänomen vom Wellen-und-Teilchen-Dualismus?

(A) Michelson-Morley-Experiment
(B) Schrödingers Wellengleichung
(C) Rutherford'scher Streuversuch
(D) Thomson'sches Atommodell
(E) Doppelspaltversuch

8. Was ist ein Beispiel für Kohlenhydrate?

(A) Fette
(B) Proteine
(C) Sacharide
(D) Eiweiße
(E) Enzyme

9. Das Gesetz von Charles und Gay Lussac besagt, dass …

1. sich ein Gas bei der Erwärmung um 1 °C um den 273. Teil des Volumens bei 0 °C ausdehnt.
2. der Quotient Volumen durch absolute Temperatur eines Gases bei gleichbleibendem Druck und konstanter Stoffmenge konstant ist.
3. sich 1 Liter eines Gases bei 0 °C bei Erwärmung auf 546 °C bei gleichbleibendem Druck auf 3 Liter ausdehnt.
4. sich ein Gas der Erwärmung um 1 °C um den 273. Teil des Molvolumens ausdehnt.

(A) 1., 2. und 3. sind richtig.
(B) 1. und 3. sind richtig.
(C) Alle sind richtig.
(D) Nur 4. ist richtig.
(E) 2. und 4. sind richtig.

10. Wie lautet die funktionelle Gruppe der Alkohole?

(A) Hydroxyl-Gruppe
(B) Carboxyl-Gruppe
(C) Nitro-Gruppe
(D) Amino-Gruppe
(E) Keto-Gruppe

11. Welche der nachfolgenden Aussagen ist NICHT richtig?

(A) Atome gleicher Ordnungszahl, aber unterschiedlicher Massenzahl nennt man Isotope.
(B) Stickstoffmonoxid erweitert in kleinster Konzentration die Blutgefäße und ist somit für die Blutdruckregulation im Körper verantwortlich.
(C) Chlor ist ein Halogen.
(D) Das Ionisierungspotenzial ist immer negativ.
(E) Wasser hat seine größte Dichte bei 4 Grad Celsius.

12. Welche Verbindung enthält eine Ketogruppe?

(A) Ethanol
(B) Ethanal
(C) Propan-2-on
(D) Ethansäure
(E) Propan-1-ol

13 Welche Oxidationszahl besitzt Kohlenstoff in der Verbindung H_2CO_3?

(A) 3
(B) –2
(C) 4
(D) 2
(E) –4

14. Welche Aussagen über Emulsionen sind richtig?

1. Eine Emulsion ist ein homogenes System.
2. Eine Emulsion besteht aus flüssigen Komponenten.
3. Es kann sowohl eine Öl-in-Wasser- als auch eine Wasser-in-Öl-Verteilung vorliegen
4. Nur die Menge der beiden Phasen entscheidet, welche Verteilung vorliegt.

(A) 1. und 3. sind richtig.
(B) 3. und 4. sind richtig.
(C) 2. und 3. sind richtig.
(D) Alle sind richtig.
(E) 1., 2. und 3. sind richtig.

15. Welche der unten gezeigten Formeln steht für die ideale Gasgleichung?

(A) $p - V = n \cdot R \cdot T$
(B) $p \cdot W = n \cdot R \cdot T$
(C) $p/V = n \cdot R \cdot T$
(D) $p \cdot V = n \cdot R \cdot T$
(E) $p \cdot T = n \cdot R \cdot V$

16. Bei welchem der folgenden Elemente handelt es sich um ein Edelgas?

(A) Chlor
(B) Xenon
(C) Lithium
(D) Brom
(E) Mangan

17. Die formale Oxidationszahl des Stickstoffatoms in Salpetersäure (HNO_3) ist?

(A) –3
(B) –1
(C) 5
(D) 1
(E) 3

18. Wie nennt man den Übergang von gasförmig zu fest?

(A) Resublimation
(B) Verdampfen
(C) Kondensation
(D) Erstarren
(E) Schmelzen

19. Welche der folgenden Aussagen zu Redoxreaktionen ist richtig?

(A) Eine Reduktion ist eine Aufnahme von Elektronen.
(B) Ein Oxidationsmittel wird im Verlauf einer Redoxreaktion oxidiert.
(C) Bei einer Redoxreaktion werden Protonen übertragen.
(D) Eine Reduktion ist eine Abgabe von Elektronen.
(E) Bei einer Reduktion erhöht sich die formale Oxidationszahl.

20. Wie wird Phasenübergang fest zu gasförmig genannt?

(A) resublimieren
(B) kondensieren
(C) erstarren
(D) sublimieren
(E) sieden

21. Woraus besteht ein Nukleosid-Molekül?

(A) Aminosäure und Base
(B) Base, Zucker und Phosphatgruppe
(C) Base, Zucker und Carbonsäure
(D) Aminosäure, Base und Zucker
(E) Base und Zucker

22. Wasserstoffbrückenbindungen …

1. liegen bezüglich ihrer Stabilität zwischen kovalenten Bindungen und Van-der-Waals-Wechselwirkungen.
2. sind bedeutend stabiler als kovalente Bindungen.
3. sind eine wesentliche Voraussetzung für die Evolution.
4. bilden sich zwischen Wasserstoff- und Kohlenstoffatomen aus.

(A) Alle sind richtig.
(B) 1., 2. und 3. sind richtig.
(C) Nur 4. ist richtig.
(D) 1. und 3. sind richtig.
(E) 2. und 4. sind richtig.

23. Welche Vitamine sind <u>NICHT</u> wasserlöslich?

(A) Alle Auswahlmöglichkeiten sind korrekt.
(B) E
(C) A
(D) K
(E) D

24. Ein Heißluftballon beginnt zu sinken. Sein Landepunkt entspricht der Meereshöhe. Was ist mit dem Heißluftballon passiert, dass er absinkt? Wir gehen von einer konstanten Temperatur aus.

(A) Das Volumen bleibt gleich.
(B) Das Volumen wird kleiner (komprimiert).
(C) Das Volumen wächst.
(D) Die Teilchen im Gas verlieren Energie.
(E) Die Dichte im Inneren sinkt.

Aufgabenset 6

1. Welche der folgenden Reaktionen gehören zu den vier Grundtypen chemischer Reaktionen?

 1. Säure-Base-Reaktionen
 2. Sublimation/Resublimation
 3. Lösungs- und Fällungsreaktionen
 4. Gefrieren und Schmelzen

(A) Nur 4. ist richtig.
(B) 2. und 4. sind richtig.
(C) 1., 2. und 3. sind richtig.
(D) 1. und 3. sind richtig.
(E) Alle sind richtig.

2. Was ist die Oxidationszahl von Kohlenstoff in Kohlenstoffmonoxid?

(A) −1
(B) 0
(C) 2
(D) −2
(E) 1

3. Welche der nachfolgenden Aussagen über Emulsionen sind richtig?

 1. Eine Emulsion ist ein homogenes System.
 2. Bei einer Emulsion ist eine feste Phase verteilt in einer flüssigen Phase.
 3. Eine Emulsion ist eine Lösung.
 4. Eine Emulsion besteht aus mehreren Phasen.

(A) Alle sind richtig.
(B) 1., 2. und 3. sind richtig.
(C) Nur 4. ist richtig.
(D) 2. und 4. sind richtig.
(E) 1. und 3. sind richtig.

4. Welche der folgenden Aussagen sind bezüglich der Aggregatzustände richtig?

 1. Gase haben einen niedrigeren Ordnungsgrad als Flüssigkeiten.
 2. Flüssigkeiten haben weder ein konstantes Volumen noch eine feste Gestalt.
 3. Festkörper gehen durch Sublimation direkt in Gase über.
 4. Flüssigkeiten sind eher gut kompressibel.

(A) 2. und 4. sind richtig.
(B) Nur 4. ist richtig.
(C) 1., 2. und 3. sind richtig.
(D) Alle sind richtig.
(E) 1. und 3. sind richtig.

5. Wie viel Gramm hat ein Mol einer Wassermoleküls?

(A) 23 g
(B) 12 g
(C) 25 g
(D) 20 g
(E) 18 g

6. Das chemische Symbol N steht für …

(A) Schwefel
(B) Neon
(C) Stickstoff
(D) Natrium
(E) Nickel

7. Welchen pH-Wert hat eine Lösung von 2 Litern Wasser und 0,2 Mol Salzsäure?

(A) 6
(B) 1
(C) 2
(D) 7
(E) 4

8. Welche sp-Hybridisierung hat eine Doppelbindung?

(A) sp^2
(B) s^2p
(C) sp
(D) s^3p
(E) sp^3

9. Welche der folgenden Formelschreibweisen geben Auskunft über die genaue Atomanzahl der chemischen Elemente, die an einer Verbindung beteiligt ist?

1. Skelettformel
2. Summenformel
3. Strukturformel
4. Konstitutionsformel

(A) 1., 2. und 4. sind richtig.
(B) 2., 3. und 4. sind richtig.
(C) 1., 2. und 3. sind richtig.
(D) 1. und 2. sind richtig.
(E) Alle sind richtig.

10. Betrachtet man Licht als Teilchen, so hat es einen speziellen Namen. Wie lautet dieser?

(A) Neutrino
(B) Photon
(C) Atom
(D) Quant
(E) Elektron

11. Welche Aussagen zu Puffern sind richtig?

1. Der pH-Wert eines Puffers hängt in erster Linie von der Konzentration der Puffersäure ab.
2. Die Pufferkapazität hängt von den Konzentrationen der Pufferkomponenten ab.
3. Der pH-Wert eines Puffersystems ist unabhängig von der Stärke der Puffersäure.
4. Der pH-Wert eines Puffers wird wesentlich durch die Stärke der Puffersäure bestimmt.

(A) 2. und 4. sind richtig.
(B) Alle sind richtig.
(C) 1., 2. und 3. sind richtig.
(D) Nur 4. ist richtig.
(E) 1. und 3. sind richtig.

12. Wie lautet die Summenformel für Methan?

(A) CH_2
(B) CH
(C) HC
(D) CH_2OH
(E) CH_4

13. Welche der folgenden Aussagen trifft laut Text NICHT zu?

(A) In der Quartärstruktur kommt es zur Zusammenlagerungen von unterschiedlichen Proteinen.
(B) Die Tertiärstruktur stellt die räumliche Anordnung der Aminosäurenkette dar.
(C) Keine der Antwortmöglichkeiten ist korrekt.
(D) Die Random-Coil-Strukturen kommen in der Tertiärstruktur vor.
(E) Proteine lassen sich auf vier Betrachtungsebenen untersuchen.

14. Als Sublimieren bezeichnet man die Veränderung des Aggregatzustands von …?

(A) gasförmig zu fest
(B) fest zu gasförmig
(C) fest zu flüssig
(D) flüssig zu gasförmig
(E) flüssig zu fest

15. Welches dieser Verbindungen ist KEIN Wasserstoff-Halogenid?

(A) Bromwasserstoff
(B) Stickstoffwasserstoff
(C) Chlorwasserstoff
(D) Iodwasserstoff
(E) Flusssäure

16. Welche Aussage ist richtig? Bei einer Emulsion ist …

(A) eine flüssige Phase verteilt in einer flüssigen Phase.
(B) eine feste Phase verteilt in einer festen Phase.
(C) eine feste Phase verteilt in einer flüssigen Phase.
(D) eine gasförmige Phase verteilt in einer flüssigen Phase.
(E) eine flüssige Phase verteilt in einer gasförmigen Phase.

17. Welcher Stoff würde im Körper entstehen, wenn die Niere den aufgenommenen Stickstoff nicht als Harnstoff abgeben würde?

(A) Ammoniak
(B) Aminosäuren
(C) Ammonium
(D) Alkylamine
(E) Amine

18. Welche der funktionellen Gruppen ist hier falsch zugeordnet?

(A) Aldehyde: R_1–HO–R_2
(B) Amine: R-N
(C) Alkohole und Phenole: R–OH
(D) Carbonsäure: R–COOH
(E) Ether: R_1–O–R_2

19. Welche Verbindung zählt NICHT zu den Alkenen?

(A) Butadien
(B) Hexen
(C) Ethen
(D) Benzen
(E) Cyclopenten

20. Welche Aussagen zum Partialdruck sind zutreffend?

1. Der Partialdruck von Kohlendioxid CO_2in der Ausatemluft ist größer als derjenige in der Einatemluft.
2. Der Gasgehalt des Blutes hängt vom Partialdruck des Gases in der Lunge ab.
3. Der Partialdruck einer Gaskomponente ist derjenige Druck, den die Komponente ausüben würde, wenn sie sich allein im Behälter befinden würde.
4. Der Partialdruck ist grundsätzlich unabhängig von der Temperatur.

(A) 1. und 3. sind richtig.
(B) Alle sind richtig.
(C) Nur 4. ist richtig.
(D) 2. und 4. sind richtig.
(E) 1., 2. und 3. sind richtig.

21. Die Konzentration eines gelösten Gases in einer Flüssigkeit im Gleichgewicht …

1. hängt vom Partialdruck des Gases über der Flüssigkeit ab.
2. hängt vom Volumen der Flüssigkeit ab.
3. hängt von der Temperatur ab.
4. ist dem Sättigungsdampfdruck der Flüssigkeit proportional.

(A) 1. und 3. sind richtig.
(B) 1., 2. und 3. sind richtig.
(C) 2. und 4. sind richtig.
(D) Alle sind richtig.
(E) Nur 4. ist richtig.

22. Welches Element ist KEIN Halogen?

(A) Chlor
(B) Brom
(C) Iod
(D) Neon
(E) Fluor

23. Welche Gleichung trifft für das Gesetz von Charles zu?

(A) $p \sim \frac{1}{T}$
(B) $\frac{V_1}{V_2} = \frac{T_1}{T_2}$
(C) $V \sim p$
(D) $p \sim \frac{1}{V}$
(E) $p \cdot V = \text{konst.}$

24. Welches der folgenden Vitamine kann der Mensch in seinem Körper selbst herstellen?

(A) Vitamin B
(B) Vitamin D
(C) Vitamin C
(D) Vitamin E
(E) Vitamin A

Aufgabenset 7

1. Elektromagnetische Wellen haben verschiedene Eigenschaften, die man beschreiben kann. Welche der nachfolgenden Aussagen ist/sind diesbezüglich korrekt?

   1. Licht ist niemals ein Teilchen.
   2. Elektromagnetische Wellen haben unter jeglichen Bedingungen immer dieselbe Ausbreitungsgeschwindigkeit.
   3. Elektromagnetische Wellen unterscheiden sich nur in ihrer Wellenlänge.
   4. Licht kann sowohl als Welle als auch als Teilchen (Photon) agieren.

(A) Alle Antworten sind korrekt.
(B) 1. und 4. sind korrekt.
(C) 1. und 3. sind korrekt.
(D) Keine der Antwortmöglichkeiten ist korrekt.
(E) Nur 4. ist korrekt.

2. Licht verhält sich je nach Experiment entweder als Teilchen (Photon) oder als Welle (elektromagnetische Transversalwelle). Wie ist das bei den Elektronen?

(A) Sie verhalten sich ggf. als Teilchen, aber auch als transversale Welle.
(B) Sie verhalten sich nur wie Teilchen.
(C) Sie verhalten sich nur wie longitudinale Wellen.
(D) Sie verhalten sich ggf. als Teilchen, aber auch als longitudinale Welle.
(E) Sie verhalten sich nur wie transversale Wellen.

3. Die folgende Aufgabe soll mittels der allgemeinen Gasgleichung gelöst werden. Welche Temperatur in Celsius besitzen 30 mmol Wasserstoff bei 5kPa in einer Flasche, deren Fassungsvermögen 3 L beträgt?

(A) 213,15 °C
(B) −213,15 °C
(C) −2,135 °C
(D) 17,33 °C
(E) 173,3 °C

4. Was wird beim 1. Gesetz von Gay-Lussac als konstant angesehen?

(A) Faktor aus Temperatur und molarer Masse
(B) Quotient aus Volumen und Temperatur
(C) Summe aus Teilchenzahl und molarer Masse
(D) Quotient aus Temperatur und Masse
(E) Quotient aus Masse und Volumen

5. Welche Elektronenkonfiguration weist das Edelgas Helium auf?

(A) $s^2 p^6$
(B) s^1
(C) $s^6 p^6$
(D) s^2
(E) $s^2 p^8$

6. Welche der Antwortmöglichkeiten beschreibt die allgemeine Gasgleichung?

(A) $\frac{p \cdot T}{V}$ = konstant
(B) $\frac{p \cdot V}{T}$ = konstant
(C) $\frac{p \cdot V}{T}$ = konstant
(D) $\frac{V \cdot T}{p}$ = konstant
(E) $p \cdot V \cdot T$ = konstant

7. Schickt man Elektronen durch einen Doppelspalt, so entsteht welches Muster an der Wand gegenüber?

(A) Zwei-Punkt-Muster
(B) Intraferenzmuster
(C) Insolvenzmuster
(D) Inneres Muster
(E) Interferenzmuster

8. Welche Aussage ist richtig? Bei einer Suspension ist …

(A) eine feste Phase verteilt in einer flüssigen Phase.
(B) eine flüssige Phase verteilt in einer gasförmigen Phase.
(C) eine feste Phase verteilt in einer festen Phase.
(D) eine gasförmige Phase verteilt in einer flüssigen Phase.
(E) eine flüssige Phase verteilt in einer flüssigen Phase.

9. Als Kondensation bezeichnet man die Veränderung des Aggregatzustands von ...?

(A) gasförmig zu fest
(B) fest zu gasförmig
(C) fest zu flüssig
(D) gasförmig zu flüssig
(E) flüssig zu gasförmig

10. Welche der folgenden chemischen Systeme sind konjugierte Redoxpaare:

1. 2 H^+/H_2
2. CO_2/HCO_3
3. K/K^+
4. HCl/Cl

(A) 1. und 3. sind richtig.
(B) 1., 2. und 3. sind richtig.
(C) 2. und 4. sind richtig.
(D) Alle sind richtig.
(E) Nur 4. ist richtig.

11. Was ist eine kolligative Eigenschaft?

(A) Vom Medium abhängig
(B) Von der Stoffmenge, nicht aber von der Art der Teilchen abhängig
(C) Vom Volumen abhängig
(D) Vom Druck abhängig
(E) Von der Temperatur abhängig

12. Die Vertreter welcher Stoffklasse besitzen mindestens eine Hydroxylgruppe?

(A) Aldehyde
(B) Keine Antwort ist richtig.
(C) Ether
(D) Ketone
(E) Alkohole

13. Wie hoch ist die Oxidationszahl von Sauerstoff (O) im Molekül H_2O_2?

(A) 1
(B) −2
(C) 0
(D) 2
(E) −1

14. Was sind Konformationsisomere?

(A) Besitzen die gleiche Summenformel und gleiche Struktur, aber unterschiedliche räumliche Anordnung
(B) Stereoisomere, die sich durch Drehung um eine Einfachbindung ineinander überführen lassen
(C) Stereoisomere, die sich wie Bild und Spiegel zueinander verhalten
(D) Stereoisomere, die sich nicht durch Drehung um eine Einfachbindung ineinander überführen lassen
(E) Sonderfall der Stereoisomere, die sich nur in der Konfiguration an einem C-Atom unterscheiden

15. Zwischen welchen Elementen bilden sich Ionenbindungen aus?

(A) Metall und Metall
(B) Nichtmetall und Nichtmetall
(C) Metall und Nichtmetall
(D) Säure und Base
(E) Zwischen Salzen

16. Ein Stoff, der leicht Elektronen aufnimmt …

1. besitzt ein hohes negatives Normalpotenzial
2. besitzt ein hohes positives Normalpotenzial
3. ist ein Reduktionsmittel
4. ist ein Oxidationsmittel

(A) 1., 2. und 3. sind richtig.
(B) 1. und 3. sind richtig.
(C) 2. und 4. sind richtig.
(D) Nur 4. ist richtig.
(E) Alle sind richtig.

17. Was ist die Summenformel der Salpetersäure?

(A) H_2NO_3
(B) NHO
(C) HNO_3
(D) HNO_2
(E) NO_3

18. Vergleiche ein Natriumatom Na mit einem Natriumion Na^+. Welche Aussagen sind richtig?

1. Beide haben dieselbe Anzahl an Valenzelektronen.
2. Sie haben verschieden chemische Eigenschaften.
3. Beide geben leicht Elektronen ab.
4. Beide haben dieselbe Kernladungszahl.

(A) Nur 4. ist richtig.
(B) 2. und 4. sind richtig.
(C) Alle sind richtig.
(D) 1. und 3. sind richtig.
(E) 1., 2. und 3. sind richtig.

19. Welche der folgenden Aussagen ist richtig:

(A) Bei einer Reduktion erhöht sich die formale Oxidationszahl.
(B) Eine Reduktion ist eine Abgabe von Elektronen.
(C) Eine Reduktion ist eine Aufnahme von Elektronen.
(D) Ein Oxidationsmittel wird im Verlauf einer Redoxreaktion oxidiert.
(E) Bei einer Redoxreaktion werden Protonen übertragen.

20. Auf welche der unten genannten Strukturen kann man den Welle-Teilchen-Dualismus anwenden?

(A) Wasserstoff-Atom
(B) Elektron
(C) Glucose-Molekül
(D) Wärmeteilchen
(E) Helium-Atom

21. Welche Verbindung zeigt eine ionische Bindung?

(A) $CaSO_4$
(B) P_2O_5
(C) Al_8Cr_5
(D) CO_2
(E) H_2O

22. Beim Dekantieren werden ...

(A) 2 heterogene Mischungen aufgrund ihres Volumen getrennt.
(B) zwei heterogene Mischungen aufgrund ähnlicher Dichte getrennt.
(C) 2 homogene Mischungen aufgrund unterschiedlicher Dichte getrennt.
(D) 2 homogene Mischungen aufgrund ähnlicher Dichte getrennt.
(E) zwei heterogene Mischungen aufgrund unterschiedlicher Dichte getrennt.

23. Gegeben sei folgende Reaktion:
$2\,Zn\ 2\,HCl \rightarrow H_2 + 2\,ZnCl$
Welche Antwort beschreibt den Sachverhalt am besten?

(A) Die Reaktion ist nicht ausgeglichen.
(B) Wasserstoff hat nach der Reaktion die Oxidationszahl 0 und wurde reduziert.
(C) Chlor wurde in der Reaktion oxidiert.
(D) Wasserstoff hat nach der Reaktion die Oxidationszahl 0 und wurde oxidiert.
(E) Chlor wurde in der Reaktion reduziert.

24. Welcher dieser Stoffe ist durch eine Ionenbindung charakterisiert?

(A) He
(B) Ne
(C) H_2O
(D) Na–Cl
(E) F–F

Aufgabenset 8

1. Wir haben 10 ml wässrige 0,1 molare HCl und 10 ml wässrige 0,1 molare Essigsäure (pKS = 4,8). Welche der Aussagen ist korrekt?

(A) Am Äquivalenzpunkt der Titration mit 0,1 molarer NaOH ist der pH-Wert bei der ersten Lösung kleiner als bei der zweiten Lösung.
(B) Die erste Lösung hat den pH-Wert 1.
(C) Die erste Lösung kann man mit 10 ml 0,1 molarer NaOH neutralisieren.
(D) Die zweite Lösung verbraucht bei der Titration mit 0,1 N NaOH bis zum Äquivalenzpunkt weniger Base als die erste Lösung.
(E) In der zweiten Lösung ist die Essigsäure nur zu einem kleinen Teil dissoziiert.

2. Das Gesetz von Charles und Gay-Lussac besagt, dass …

   1. der Quotient $\frac{V}{T}$ eines Gases bei gleich bleibendem Druck und konstanter Stoffmenge konstant ist.
   2. sich ein Gas bei der Erwärmung um 1 °C um den 273. Teil des Volumens bei 0 °C ausdehnt.
   3. sich 1 Liter eines Gases bei der Erwärmung von 0 °C auf 273 °C bei gleich bleibenden Druck auf 2 Liter ausdehnt.
   4. sich ein Gas bei der Erwärmung um 1 °C um den 273. Teil des Molvolumens ausdehnt.

   (A) 1. und 3. sind richtig.
   (B) Alle sind richtig.
   (C) 2. und 4. sind richtig.
   (D) 1., 2. und 3. sind richtig.
   (E) Nur 4. ist richtig.

3. Welche von diesen Verbindungen verfügt/verfügen über eine gerade Anzahl von Kohlenwasserstoffatomen?

   1. Naphthalen
   2. Propan
   3. Buten
   4. Cyclopentan
   5. Benzen

   (A) 1. und 3. sind richtig.
   (B) 2., 4. und 5. sind richtig.
   (C) Nur 3. ist richtig.
   (D) 1., 3. und 5. sind richtig.
   (E) 1. und 5. sind richtig.

4. Wie heißt der Übergang vom gasförmigen in den festen Aggregatzustand?

   (A) Kondensieren
   (B) Verdampfen
   (C) Sublimieren
   (D) Schmelzen
   (E) Resublimieren

5. Welches Verb beschreibt die Umwandlung eines festen Stoffes in einen gasförmigen?

   (A) sublimieren
   (B) kondensieren
   (C) resublimieren
   (D) sieden
   (E) erstarren

6. Wie werden Dispersionskärfte noch genannt?

   (A) Permanenter Dipol
   (B) Disulfidbrücke
   (C) Dipolkräfte
   (D) Hydrophobe Wechselwirkung
   (E) London-Kräfte

7. Sichtbares Licht kann man als eine ...

(A) Sinuskurve darstellen.
(B) Cosinuskurve darstellen.
(C) ionisierende Strahlung bezeichnen.
(D) optische Erscheinung ohne physikalisch messbares Korrelat bezeichnen.
(E) elektromagnetische Welle bezeichnen.

8. Welche intermolekulare Wechselwirkung zählt zu den hydrophoben Wechselwirkungen?

(A) Wasserstoffbrücken
(B) Elektrostatische Wechselwirkungen
(C) Ion-Dipol
(D) Van-der-Waals-Kräfte
(E) Dipol-Dipol-Wechselwirkungen

9. Wie groß ist das Molvolumen bei einer Temperatur von 273 K und einem Druck von 1 bar?

(A) $22{,}4\ \frac{L}{mol}$
(B) $22{,}7\ \frac{L}{mol}$
(C) $23{,}8\ \frac{L}{mol}$
(D) $28{,}4\ \frac{L}{mol}$
(E) $27{,}5\ \frac{L}{mol}$

10. Das Normalpotenzial E_0 eines konjugierten Redoxpaares ...

1. bildet die Basis für die Definition der Spannungsreihe der Elemente.
2. ist umso negativer, je leichter dieses Redoxpaar Elektronen abgibt.
3. wird durch Kopplung dieses konjugierten Redoxpaares im Standardzustand mit einer Normalwasserstoffelektrode gemessen.
4. ist vom zweiten Redoxpaar, mit dem es gekoppelt ist, abhängig.

(A) 1., 2. und 3. sind richtig.
(B) Nur 4. ist richtig.
(C) 1. und 3. sind richtig.
(D) 2. und 4. sind richtig.
(E) Alle sind richtig.

11. Welche der folgenden Aussagen ist/sind bezüglich HCl richtig?

1. 0,001 M Salzsäure hat einen pH-Wert von 3.
2. Kohlensäure derselben Konzentration hat einen kleineren pH-Wert.
3. Eine gleichkonzentrierte Schwefelsäure hat etwa den denselben pH-Wert.
4. Eine gleichkonzentrierte Perchlorsäure hat einen größeren pH-Wert.

(A) 1. und 3. sind richtig.
(B) 1., 2. und 3. sind richtig.
(C) Alle sind richtig.
(D) Nur 4. ist richtig.
(E) 2. und 4. sind richtig.

Notizen

12. Welche Aussage trifft auf schwache Säuren zu?

(A) K_A = groß
(B) pK_A = groß
(C) K_S = klein
(D) pK_s = klein
(E) pK_s = groß

13. Welche Isomerie gibt es nicht?

(A) Stereoisomere
(B) Enantiomere
(C) Alpha-Isomere
(D) Epimere
(E) Konstitutionsisomere

14. Welche der folgenden Verbindungen ist optisch aktiv?

(A) 1-Butanol
(B) 2-Butanol
(C) 2-Propanol
(D) 2-Brompropan
(E) 2,3-Dibrombutan

15. Wie lauten die drei klassischen Aggregatzustände?

(A) fest, flüssig und gasförmig
(B) fest, feucht und luftig
(C) hart, cremig und weich
(D) fest, flüssig und neblig
(E) fest, bröckelig und hart

16. Was besagt das Planck'sche Wirkungsquantum?

(A) Dass die Energie von Licht in mehreren kleinsten Mengen gequantelt ist.
(B) Dass die Energie von Licht in einer kleinsten Menge gequantelt ist.
(C) Dass die Energie von Licht kontinuierlich verteilt ist.
(D) Dass der Energiegehalt eines Photons abhängig vom Vakuum ist.
(E) Dass die Energie von Licht in einer maximalen Menge gequantelt ist.

17. Die formale Oxidationszahl des Kohlenstoffatoms in Kohlenmonoxid CO ist:

(A) −2
(B) 0
(C) 3
(D) 4
(E) 2

18. Welcher Größe ist beim Gesetz von Boyle-Mariotte konstant?

(A) k
(B) p
(C) n
(D) T
(E) V

Notizen

19. Die Heisenberg'sche Unschärferelation besagt, dass ...

1. Licht aus Photonen besteht.
2. unsere Messgeräte zur Erforschung der Elektronenstruktur des Atoms heute noch zu unpräzise sind.
3. das Konzept von Elektrobahnen im Atom (Bohr'sches Atommodell) sinnvoll ist.
4. Ort und Impuls eines Teilchens nicht gleichzeitig mit beliebig großer Genauigkeit gemessen werden können.

(A) Alle sind richtig.
(B) 1., 2. und 3. sind richtig.
(C) Nur 4. ist richtig.
(D) 1. und 3. sind richtig.
(E) 2. und 4. sind richtig.

20. Was bedeutet aliphatisch?

(A) Wannenkonformation
(B) Stereoisomerie: zusammen
(C) Lipophil und hydrophob
(D) Ringförmig
(E) Kettenförmig

21. Welche Eigenschaft zum Verhalten von Gasen ist bei der Betrachtung dieser im Rahmen des Boyle-Mariotte-Gesetzes zutreffend?

(A) isobar und isochor
(B) isobar
(C) isochor
(D) konstantes Volumen
(E) isotherm

22. Warum gibt es keine Konformation bei Alkenen?

(A) Die Doppelbindung ist frei drehbar und es entsteht die geometrische Isomerie.
(B) Weil sich die Wasserstoffe nicht weit genug voneinander abstoßen.
(C) Weil die Konformation bei Alkinen vorkommt.
(D) Weil die Doppelbindung zwischen zwei C-Atomen die freie Drehbarkeit blockiert.
(E) Es gibt sehr wohl eine Konformation bei Alkenen.

23. Welche der unteren Summenformeln steht für Siliciumdioxid?

(A) SO_2
(B) SO_3
(C) SiO
(D) SiO_2
(E) ZnO

24. Wasser besitzt eine molare Masse von $M = 18\ \frac{g}{mol}$. Welche Stoffmenge liegt in 90 g Wasser vor?

(A) 3 mol
(B) 1 mol
(C) 90 mol
(D) 18 mol
(E) 5 mol

Aufgabenset 9

1. Welche Aussage trifft auf Redoxreaktionen zu?

(A) Verbrennungen stellen eine Redoxreaktion dar.
(B) Das Reduktionsmittel wird reduziert.
(C) Die Oxidationszahl gibt an, wie viel Protonen abgegeben bzw. aufgenommen werden.
(D) Bei einer Oxidation sinkt die Oxidationszahl.
(E) Das Oxidationsmittel gibt Elektronen ab.

2. Welche Aussagen zum Boyle-Mariotte-Gesetz sind richtig?

(A) Das Boyle-Mariotte-Gesetz beschreibt eine isobare Zustandsänderung.
(B) Das Produkt aus Druck und Volumen eines Gases ist bei konstanter Temperatur und konstanter Stoffmenge variabel.
(C) Wenn ich den Druck auf ein ideales Gas bei konstanter Temperatur erhöhe, steigt auch das Volumen.
(D) Dieses Gesetz beschreibt ein reales Gas, wo die Wechselwirkungen der Moleküle nicht mehr vernachlässigt werden können, und das durch die Van-der-Waals-Gleichung beschrieben wird.
(E) Das Gasvolumen ist indirekt proportional zum Druck.

3. Welche der folgenden Aussagen sind richtig?

1. In Kohlensäure besitzt Kohlenstoff die Oxidationsstufe +4.
2. (CO_2) gibt in Wasser gelöst Kohlensäure.
3. Hydrogencarbonat ist ein wichtiger Blutpuffer.
4. (CO) ist Gärgas und wesentlich schwerer als Luft.

(A) 2. und 4. sind richtig.
(B) Alle sind richtig.
(C) 1., 2. und 3. sind richtig.
(D) 1. und 3. sind richtig.
(E) Nur 4. ist richtig.

4. Welche Aussage ist/sind richtig?

1. Eine Ionenbindung entsteht bei einer Elektronegativität > 1,7.
2. Eine Ionenbindung entsteht nur zwischen 2 Metallionen.
3. Eine Bindung mit einer Elektronegativität < 0.5 ist eine polare Atombindung.
4. Elektronegativität hat eigentlich keinen Einfluss auf die Bindungskräfte.

(A) 1. und 2. sind richtig.
(B) 1. und 3. sind richtig.
(C) Nur 4. ist richtig.
(D) Nur 1. ist richtig.
(E) Keine der Antwortmöglichkeiten ist richtig.

5. Welche Aussagen zu Stickstoffsauerstoffverbindungen sind richtig?

1. Distickstoffmonoxid ist Lachgas.
2. Distickstoffmonoxid ist (in kleinsten Konzentrationen) für die Blutdruckregulation verantwortlich.
3. Stickoxide können sauren Regen auslösen.
4. Stickstoffdioxid ist eine sehr gesunde Verbindung.

(A) Alle sind richtig.
(B) 1., 2. und 3. sind richtig.
(C) 1. und 3. sind richtig.
(D) 2. und 4. sind richtig.
(E) Nur 4. ist richtig.

6. Welche Aufgabe hat ein Reduktionsmittel?

(A) Es reduziert seinen Reduktionspartner und wird dabei selbst oxidiert.
(B) Es oxidiert seinen Reduktionspartner und wird selbst oxidiert.
(C) Es nimmt Elektronen von seinen Reaktionspartner auf.
(D) Es oxidiert seinen Reaktionspartner und wird dabei selbst reduziert.
(E) Es nimmt Hydronium-Ionen von seinem Reaktionspartner auf.

7. Wie lautet der Name für das Modell, das die Aufenthaltswahrscheinlichkeit von um den Atomkern kreisenden Elektronen beschreibt?

(A) Ovarmodell
(B) Oralmodell
(C) Ovalmodell
(D) Okularmodell
(E) Orbitalmodell

8. Wie viel % des menschlichen Körpers bestehen aus (O)?

(A) ca. 3 %
(B) ca. 65 %
(C) ca. 18 %
(D) ca. 1,5 %
(E) ca. 10 %

9. Eiswürfel in Wasser bilden ein …

(A) zweiphasiges Mehrkomponentensystem.
(B) dreiphasiges Einkomponentensystem.
(C) einphasiges Einkomponentensystem.
(D) einphasiges Zweikomponentensystem.
(E) zweiphasiges Einkomponentensystem.

10. Wenn man eine 0,1 molare Natronlauge (NaOH) 1 : 10 verdünnt, dann ändert sich ihr pH-Wert von …

(A) 13 auf 12
(B) 13 auf 14
(C) 12 auf 13
(D) 12 auf 11
(E) 14 auf 13

11. Welche (der) Aussage/n ist/sind korrekt?

1. Die Aufnahme von Valenzelektronen führt zur Vergrößerung des Atomradius.
2. Die Aufnahme von Valenzelektronen führt zur Verkleinerung des Atomradius.
3. Die Abgabe von Valenzelektronen führt zur Vergrößerung des Atomradius.
4. Die Abgabe von Valenzelektronen führt zur Verkleinerung des Atomradius.

(A) Keine der Antworten sind korrekt.
(B) 2. und 4. sind korrekt.
(C) 1. und 3. sind korrekt.
(D) Alle sind korrekt.
(E) 1. und 4. sind korrekt.

12. Wie heißt die dritte Hauptgruppe im Periodensystem der Elemente?

(A) Borgruppe
(B) Alkalimetalle
(C) Erdalkalimetalle
(D) Kohlenstoffgruppe
(E) Stickstoffgruppe

13. Welche der folgenden Aussagen sind richtig?

1. Die wichtigste Reaktion zur biologischen Energiegewinnung ist die Oxidation von eingeatmetem Luftstickstoff zu Wasser.
2. Die wichtigste Reaktion zur biologischen Energiegewinnung ist die Reduktion von eingeatmetem Luftsauerstoff zu Wasser.
3. Die Zelle verwendet ATP als bioverträglichen Wasserstoffträger.
4. Die Zelle verwendet NADH als bioverträglichen Wasserstoffträger.

(A) 1., 2. und 3. sind richtig.
(B) 2. und 4. sind richtig.
(C) Nur 4. ist richtig.
(D) Alle sind richtig.
(E) 1. und 3. sind richtig.

14. Als Resublimieren bezeichnet man die Veränderung des Aggregatzustands von …?

(A) fest zu gasförmig
(B) fest zu flüssig
(C) flüssig zu gasförmig
(D) gasförmig zu fest
(E) gasförmig zu flüssig

15. Welche der folgenden chemischen Systeme sind konjugierte Redoxpaare?

1. $2\ H^+/H_2$
2. $2\ H_2O/O_2$
3. Fe^{2+}/Fe^{3+}
4. HF/F

(A) Nur 4. ist richtig.
(B) Alle sind richtig.
(C) 1., 2. und 3. sind richtig.
(D) 1. und 3. sind richtig.
(E) 2. und 4. sind richtig.

16. Welches der folgenden Elemente steht NICHT in der 3. Periode?

(A) Cl
(B) Al
(C) Ne
(D) Mg
(E) P

17. Welche Aussage(n) zum chemischen Gleichgewicht ist (sind) richtig:

1. Das chemische Gleichgewicht ist temperaturabhängig.
2. Das chemische Gleichgewicht stellt sich nur bei reversiblen Reaktionen ein.
3. Das chemische Gleichgewicht ist ein dynamisches Gleichgewicht
4. Das chemische Gleichgewicht hängt von der Anfangskonzentration der Reaktionspartner ab.

(A) 1. und 3. sind richtig.
(B) Alle sind richtig.
(C) 2. und 4. sind richtig.
(D) 1., 2. und 3. sind richtig.
(E) Nur 4. ist richtig.

18. Wie viele Stereoisomere hat die Glucose?

(A) 4
(B) 24
(C) 16
(D) 2
(E) 8

19. Welche der folgenden Aussagen trifft/treffen für die Kondensation zu?

1. Ein Stoff tritt von der Dampfphase in die flüssige Phase über.
2. Beim Kondensieren wird die Kondensationswärme frei.
3. Die molare Kondensationswärme entspricht der molaren Verdampfungswärme.
4. Die Kondensation wird durch Kondensationskerne wesentlich erleichtert.

(A) Nur 4. ist richtig.
(B) 1. und 3. sind richtig.
(C) 2. und 4. sind richtig.
(D) Alle sind richtig.
(E) 1., 2. und 3. sind richtig.

20. Welche Aussage/n über galvanische Elemente ist/sind richtig?

1. Ein galvanisches Element besteht aus einem konjugierten Säure/Base-Paar.
2. Ein galvanisches Element entspricht der Kombination von zwei konjugierten Redoxpaaren.
3. H/H^+ bildet ein galvanisches Element
4. $\frac{Cu/Cu2+}{Zn/Zn2+}$ bildet ein galvanisches Element.

(A) Alle sind richtig.
(B) 1. und 3. sind richtig.
(C) 2. und 4. sind richtig.
(D) 1., 2. und 3. sind richtig.
(E) Nur 4. ist richtig.

21. Eine wässrige Lösung enthält 0,1 Mol Wasserstoffchlorid pro Liter. Welchen pH-Wert hat die Lösung?

(A) 1
(B) 2
(C) 3
(D) 7
(E) 12

Notizen

22. Im unten dargestellten Daniell-Element verbindet eine Salzbrücke die beiden Halbzellen. Welche Aussage beschreibt die *Hauptfunktion* der Salzbrücke am zutreffendsten?

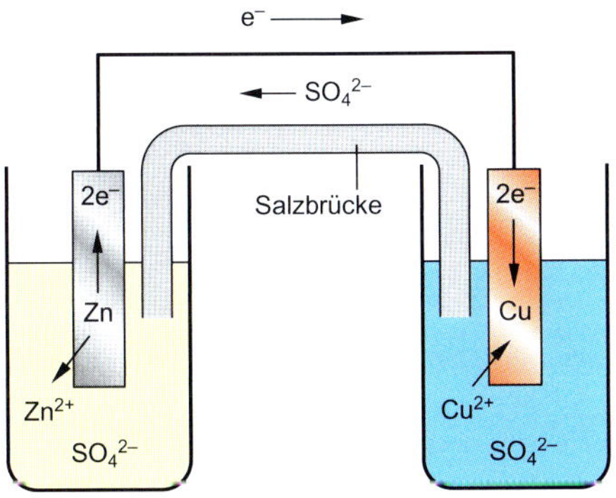

[L253]

(A) Sie leitet Elektronen von der Zink- zur Kupferelektrode.
(B) Sie wirkt als Trennmembran, die jeglichen Ionenfluss verhindert.
(C) Sie ermöglicht den Fluss von Ionen (z. B. SO_4^{2-}), um den Ladungsausgleich in beiden Halbzellen sicherzustellen.
(D) Sie erhöht die Zellspannung, indem sie zusätzliche Cu^{2+}-Ionen in die rechte Halbzelle liefert.
(E) Sie lässt ausschließlich Kationen zwischen den Halbzellen passieren.

23. Welche der nachfolgenden Aussagen bezüglich der Ionenbindung bzw. Salze ist korrekt?

1. Salze haben durch ihre Gitterstruktur hohe Schmelzpunkte.
2. Feste Salze leiten keinen elektrischen Strom.
3. Flüssige Salze oder gelöste Salze leiten elektrischen Strom.
4. Flüssige Salze, die elektrischen Strom leiten, nennt man auch Elektrolyte.

(A) 2. und 4. sind korrekt.
(B) 1., 2. und 3. sind korrekt.
(C) 1. und 3. sind korrekt.
(D) Nur 4. ist korrekt.
(E) Alle Antwortmöglichkeiten sind korrekt.

24. Wie viel Prozent der Luft machen die sogenannten Edelgase aus?

(A) 0,2095
(B) 0,7808
(C) 0,0004
(D) 0,0093
(E) 0

Aufgabenset 10

1. Welche der genannten Phänomene sind charakteristisch für Wellen?

(A) photoelektrischer Effekt
(B) Impuls
(C) Keine der genannten Aufgaben
(D) Ort
(E) Interferenz

2. In welcher Hauptgruppe steht dieses Element Mn (Mangan)?

(A) Alkalimetalle
(B) Erdalkalimetalle
(C) Halogene
(D) Halbmetalle
(E) Metalle

3. Das *Gesetz der multiplen Volumina* von Gay-Lussac besagt:

(A) Bei der Reaktion von unterschiedlichen Gasen müssen die Volumenanteile der Einzelgase in einem ganzzahligen Verhältnis stehen.
(B) Bei der Reaktion von zwei unterschiedlichen Gasen zu einem neuen Gas muss das Volumen des neuen Gases die Summe der Volumina der Ausgangsgase sein.
(C) Bei der Reaktion eines Gases mit einer Flüssigkeit muss das Volumen des Gases ein Vielfaches des Volumens der Flüssigkeit sein.
(D) Bei der Reaktion von Gasen ist das Volumen ein ganzzahliges Vielfaches der Temperatur.
(E) Bei der Reaktion von zwei unterschiedlichen Gasen muss das Volumen des einen Gases ein Vielfaches des anderen Gases sein.

4. In welcher Periode steht Wasserstoff?

(A) 2. Periode
(B) 3. Periode
(C) 4. Periode
(D) 1. Periode
(E) 5. Periode

5. Die C-Atome der Dreifachbindung in Alkinen sind …

(A) frei drehbar
(B) sp^2-hybridisiert
(C) sp-hybridisiert
(D) nicht hybridisiert
(E) sp^3-hybridisiert

6. Was ist der Grund für die Heisenberg'sche Unschärferelation?

(A) Die Natur der Teilchen
(B) Die begrenzte Vorstellungskraft des Menschen
(C) Fehlende mathematische Erklärungen
(D) Ungenaue Messinstrumente
(E) Unmöglichkeit eines perfekten Vakuums

7. Zwischen welcher Art von Stoffen kann eine Atombindung entstehen?

(A) Salz – Zucker
(B) Salz – Salz
(C) Metall – Nichtmetall
(D) Metall – Metall
(E) Nichtmetall – Nichtmetall

8. Was unterscheidet Helium von anderen Edelgasen?

1. Es besitzt eine andere Anzahl an Valenzelektronen.
2. Es hat kein mit Elektronen besetztes p-Orbital.
3. Es hat keine vollbesetzte äußere Schale.
4. Es hat insgesamt nur eine abgeschlossene Schale.

(A) Nur 4. ist richtig.
(B) 2. und 3. sind richtig.
(C) 1. und 2. sind richtig.
(D) 2. und 4. sind richtig.
(E) 1., 2. und 4. sind richtig.

9. Ein Sauerstoffatom nimmt zwei Elektronen auf. Wie ist die Ladung des entstandenen Sauerstoff-Ions?

(A) Keine der Antwortmöglichkeiten ist richtig.
(B) einfach negativ
(C) einfach positiv
(D) zweifach positiv
(E) dreifach negativ

10. Welches Elementarteilchen ist negativ geladen?

(A) Elektron-Neutrino
(B) Up-Quark
(C) Photon
(D) Elektron
(E) Myon

11. In der unten angeführten Auflistung der Elemente der 6. Hauptgruppe steht X für:
O, S, X, Te, Po

(A) Selen
(B) Arsen
(C) Stickstoff
(D) Phosphor
(E) Schwefel

12. Die formale Oxidationszahl des Stickstoffatoms in Salpetersäure HNO_3 ist …

(A) 3
(B) 5
(C) −3
(D) 1
(E) −1

13. Welche Aussage/n zum Thema ideale Gase ist/sind zutreffend?

1. Die Teilchen eines idealen Gases besitzen ein für ihre Masse sehr geringes Volumen, sie sind Massepunkte bzw. Punktmassen.
2. Die Teilchen eines idealen Gases üben keine Kräfte aufeinander aus, es sei denn, sie stoßen zusammen.
3. Stoßen zwei Teilchen eines idealen Gases zusammen, bleibt die kinetische Energie erhalten und wird nicht etwa in Verformungsarbeit umgewandelt.

(A) 2. und 3. sind richtig.
(B) Alles ist richtig.
(C) Nur 3. ist richtig.
(D) Nur 1. ist richtig.
(E) Keine Aussage ist richtig.

14. Welche Aussagen zum Thema Sauerstoff sind richtig?

1. In Wasser hat Sauerstoff die Oxidationszahl –1.
2. Sauerstoff war in der Uratmosphäre maximal in Spuren enthalten
3. Sauerstoff ist der Hauptbestandteil der Luft.
4. Sauerstoff ist das elektronegativste Element der 6. Hauptgruppe.

(A) 2. und 4. sind richtig.
(B) Nur 4. ist richtig.
(C) 1., 2. und 3. sind richtig.
(D) Alle sind richtig.
(E) 1. und 3. sind richtig.

15. Welche Aussagen zur Ionenbindung stimmen?

1. Sie ist ungerichtet.
2. Sie ist heteropolar.
3. Sie ist gerichtet.
4. Die Verbindung von Aluminium mit Kohlenstoff ist eine Ionenbindung.

(A) 3. und 4. ist richtig.
(B) Nur 3. ist richtig.
(C) 1. und 2. sind richtig.
(D) 1., 2. und 4. sind richtig.
(E) 2., 3. und 4. sind richtig.

16. Ein geschlossener Behälter enthält 2 mol eines idealen Gases bei 27 °C. Das Volumen beträgt 10 Liter. Wie hoch ist der Druck im Behälter?

(Gaskonstante: $8{,}31 \frac{\text{Liter} \cdot \text{Kilopascal}}{\text{Mol} \cdot \text{Kelvin}}$)

(A) 250 kPa
(B) 300 kPa
(C) 500 kPa
(D) 750 kPa
(E) 1000 kPa

17. Womit können Elektronenschalen gleichgesetzt werden?

(A) Eine Ansammlung verschiedener Energieniveaus von Elektronen
(B) Nukleon
(C) Gruppe im PSE
(D) Keine der Aussagen ist richtig.
(E) Orbital

Notizen

18. Was ist grundsätzlich bei allen Elementen einer Gruppe im PSE gleich?

(A) Anzahl der Valenzelektronen
(B) Anzahl der besetzten Orbitale
(C) Die Masse
(D) Die Elektronenaffinität
(E) Die Elektronennegativität

19. Die Unschärferelation betrifft welche Eigenschaften von Elementarteilchen und in welchem Verhältnis stehen sie?

(A) $\frac{\text{Energie}}{\text{Ort}}$
(B) $\frac{\text{Gcschwindigkcit}}{\text{Energie}}$
(C) $\frac{\text{Impuls}}{\text{Ort}}$
(D) $\frac{\text{Impuls}}{\text{Energie}}$
(E) $\frac{\text{Ort}}{\text{Geschwindigkeit}}$

20. Welche der folgenden Aussagen zum Löslichkeitsprodukt ist richtig?

(A) Das Löslichkeitsprodukt beschreibt die Menge an Niederschlag, die sich in einer übersättigten Lösung bildet.
(B) Das Löslichkeitsprodukt ist das Produkt der Gleichgewichtskonzentration der Ionen.
(C) Je größer das Löslichkeitsprodukt, desto schlechter löslich ist das Salz.
(D) Das Löslichkeitsprodukt ist immer größer als 1.
(E) Der Zusatz von Eigenionen zu einer Lösung vergrößert die Löslichkeit eines schwerlöslichen Salzes.

21. Welcher der nachfolgenden Elemente gehört nicht zu den Halogenen?

(A) Fluor
(B) Sauerstoff
(C) Iod
(D) Brom
(E) Chlor

22. Welche Aussagen zum Periodensystem der Elemente sind richtig?

1. Im Periodensystem nimmt der Metallcharakter der Elemente von links nach rechts zu.
2. Die Übergangselemente besitzen volle d-Orbitale in der zweitäußersten Schale.
3. Die waagrechten Elementreihen heißen Gruppen.
4. Die elektronegativeren Elemente stehen auf der rechten Seite.

(A) Alle sind richtig.
(B) 1. und 3. sind richtig.
(C) 1., 2. und 3. sind richtig.
(D) 2. und 4. sind richtig.
(E) Nur 4. ist richtig.

23. Gegeben sind Perchlorsäure und Kohlensäure, beide 0,1 M. Welche Aussagen sind richtig?

1. In Perchlorsäure ist der pH-Wert niedriger.
2. In Kohlensäure ist die Konzentration der Hydronium-Ionen größer.
3. Kohlensäure ist die schwächere Säure-
4. Perchlorsäure hat einen pH-Wert von etwa 2.

(A) Nur 4. ist richtig.
(B) Alle sind richtig.
(C) 1., 2. und 3. sind richtig.
(D) 2. und 4. sind richtig.
(E) 1. und 3. sind richtig.

24. Welche der folgenden chemischen Systeme sind konjugierte Redoxpaare?

1. $2\ H^+/H_2$
2. O_2/H_2O
3. Fe^{2+}/Fe^{3+}
4. HF/F^-

(A) Alle sind richtig.
(B) 1. und 3. sind richtig.
(C) 2. und 4. sind richtig.
(D) 1., 2. und 3. sind richtig.
(E) Nur 4. ist richtig.

KAPITEL

4 Physik

Fokus-Themen Physik

Beim altfragenorientierten Lernen solltest du den Fokus auf die Elektrizitätslehre legen, da hier jährlich ca. 21% der Fragen gestellt werden. Außerdem werden oft Fragen zu Schwingungen und Wellen und zur Mechanik gestellt.

Stichwortliste Physik, gestaffelt nach den häufigsten Prüfungsthemen

Stichwort	**Prozentsatz**
Elektrizitätslehre	21%
Schwingungen und Wellen	17%
Mechanik	16%
Größe und Einheiten	14%
Wärmelehre	14%
Optik	14%
Atomphysik	14%

Die häufigsten Altfragen in der Physik

Thema	**Häufigkeit**
• SI-Einheiten	8× geprüft
• Allgemeines zu den Charakteristika von Elektronen	4× geprüft
• Pico, Nano, Femto und Giga • Huygen'sches Prinzip • Berechnungen der Wellenlänge anhand von Frequenz und Geschwindigkeit • Allgemeines zur Siedetemperatur • Energie einer elektromagnetischen Welle • Allgemeines zu den Charakteristika von Elektronen • Photoelektrischer Effekt • Formel für die Arbeit • Frage über das Auge • Eigenschaften der starken Wechselwirkung	3× geprüft

Lern den Stoff mit
Band 1 „MedAT Lernskript für den BMS“

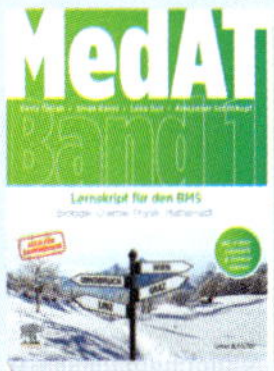

4.1 Die 10 häufigsten Altfragen des Physik-Teils des BMS

SI-Basiseinheiten (7 × geprüft)

1. Welche Einheit gehört nicht zu den sieben Basiseinheiten des Internationalen Einheitensystems?

(A) Ampere
(B) Candela
(C) Kelvin
(D) Newton
(E) Sekunde

Richtige Antwort: D) Newton

Erklärung:
Die sieben SI-Basiseinheiten decken die fundamentalen messbaren Größen ab: Länge (m), Masse (kg), Zeit (s), elektrische Stromstärke (A), thermodynamische Temperatur (K), Stoffmenge (mol) und Lichtstärke (cd). Jeder anderen physikalischen Größe lässt sich eine abgeleitete Einheit zuordnen, die im Wesentlichen ein Potenzprodukt dieser Basiseinheiten ist.
Die Kraft ist eine der wichtigsten abgeleiteten Größen. Aus dem zweiten Newtonschen Gesetz $F = m \cdot a$ folgt

$$1\,\mathrm{N} = 1\,\mathrm{kg} \cdot \mathrm{m} \cdot \mathrm{s}^{-2}$$

Der Newton beruht also auf drei Basiseinheiten (kg, m, s) und ist damit keine Basiseinheit. Ampere, Candela, Kelvin und Sekunde hingegen sind Basiseinheiten und bilden gemeinsam mit den übrigen drei den Grundpfeiler des SI.

Elementarladung (4 × geprüft)

2. Welcher Zahlenwert trifft die Elementarladung eee des Elektrons am genauesten?

(A) $1{,}60 \cdot 10^{-15}\,\mathrm{C}$
(B) $1{,}60 \cdot 10^{-19}\,\mathrm{C}$
(C) $9{,}11 \cdot 10^{-31}\,\mathrm{C}$
(D) $1{,}67 \cdot 10^{-19}\,\mathrm{C}$
(E) $5{,}49 \cdot 10^{-14}\,\mathrm{C}$

Richtige Antwort: B) $1{,}60 \cdot 10^{-19}\,\mathrm{C}$

Erklärung:
Die Elementarladung ist als Naturkonstante festgelegt:

$$e = 1{,}602176634 \cdot 10^{-19}\,\mathrm{C}$$

Sie taucht in sämtlichen quantisierten Ladungsprozessen auf (Proton: +e, Elektron: −e) und wird seit 2019 als definierender Fixwert für das Ampere verwendet.
C) verwechselt Ladung mit der Ruhemasse des Elektrons (dort kg statt C).
D) liegt nur scheinbar nahe: $1{,}67 \cdot 10^{-19}$ ist die Protonenmasse in kg, nicht eine Ladung.
Die übrigen Zahlen weichen um mehrere Zehnerpotenzen ab.

Ruhemasse des Elektrons (4 × geprüft)

3. Welche Zahl kommt der Ruhemasse m_e des Elektrons am nächsten?

(A) $9{,}11 \cdot 10^{-25}\,\mathrm{kg}$
(B) $9{,}11 \cdot 10^{-31}\,\mathrm{kg}$
(C) $1{,}67 \cdot 10^{-27}\,\mathrm{kg}$
(D) $1{,}60 \cdot 10^{-19}\,\mathrm{kg}$
(E) $5{,}49 \cdot 10^{-4}\,\mathrm{kg}$

Richtige Antwort: B) $9{,}11 \cdot 10^{-31}\,\mathrm{kg}$

Erklärung:
Präziser CODATA-Wert:

$$m_e = 9{,}109383701 \cdot 10^{-31}\text{kg}$$

Damit ist das Elektron rund 1 836-mal leichter als ein Proton (Antwort C). Diese geringe Masse erklärt, warum sich Elektronen in elektrischen Feldern schon bei wenigen Volt stark beschleunigen lassen – Grundlage von Kathodenstrahlröhren, Elektronenmikroskop u. a.
Antwort D enthält zwar die richtige Potenz 10^{-19}, bezieht sich aber auf die Elementarladung, nicht die Masse. Die restlichen Werte sind Größenordnungen zu hoch.

Vorsatzzeichen (3 × geprüft)

4. Bringen Sie die Vorsätze in eine Reihenfolge vom kleinsten zum größten Zahlenwert.

(A) Femto – Pico – Nano – Giga
(B) Pico – Femto – Nano – Giga
(C) Femto – Nano – Pico – Giga
(D) Nano – Pico – Femto – Giga
(E) Giga – Nano – Pico – Femto

Richtige Antwort: A) Femto – Pico – Nano – Giga

Erklärung:
Die Potenzen lauten:

$$f\,(\text{femto}) = 10^{-15}$$

$$p\,(\text{pico}) = 10^{-12}$$

$$n\,(\text{nano}) = 10^{-9}$$

$$G\,(\text{giga}) = 10^{+9}$$

Damit ergibt sich eindeutig

$$10^{-15} < 10^{-12} < 10^{-9} < 10^{+9}$$

Alle übrigen Reihenfolgen vertauschen mindestens zwei Vorsätze.

Huygens'sches Prinzip (3 × geprüft)

5. Welche Aussage gibt das Huygens'sche Prinzip korrekt wieder?

(A) Jeder Punkt einer Wellenfront ist Ausgangspunkt neuer Elementarwellen.
(B) Interferenz zweier Wellen ist nur bei identischer Frequenz möglich.
(C) Licht kann ausschließlich geradlinig propagieren und wird nicht gebeugt.
(D) Die Ausbreitungsgeschwindigkeit einer Welle ist völlig unabhängig vom Medium.
(E) Beim Reflexionsvorgang ändert sich die Frequenz der Welle.

Richtige Antwort: A)

Erklärung:
Nach Huygens (1678) lässt sich die Fortpflanzung einer Welle verstehen, indem jeder Punkt der momentanen Wellenfront als Quelle kugelförmiger Elementarwellen angesehen wird. Die gemeinsame Einhüllende dieser Elementarwellen bildet zu einem späteren Zeitpunkt die neue Wellenfront.
Dieses Konstruktionsprinzip erklärt qualitativ
Beugung an Spalten und Kanten,
Brechung an Grenzflächen gemäß Snellius,
Reflexion mit Einfalls- = Ausfallswinkel.
Die übrigen Aussagen widersprechen nachweisbaren Experimenten wie Doppelspalt (B), Beugung am Rasierklingenschatten (C), Dispersions- und Schallversuchen (D) und der Erhaltung der Photonfrequenz bei Reflexion (E).

Wellenlänge im Wasser (3 × geprüft)

6. Welche Wellenlänge λ besitzt der Ultraschall?
   Gegeben sind:
   $f = 2{,}5 \cdot 10^6\,\text{Hz}$
   $c = 1{,}5 \cdot 10^3\,\text{ms}^{-1}$

   (A) 0,6 mm
   (B) 0,15 mm
   (C) 1,5 mm
   (D) 6,0 mm
   (E) 15 mm

Richtige Antwort: A) 0,6 mm

Erklärung:
Grundgleichung: $\lambda = \frac{c}{f}$

Einsetzen liefert

$$\lambda = \frac{1{,}5 \cdot 10^3}{2{,}5 \cdot 10^6}\text{m}$$

$= 6 \cdot 10^{-4}\,\text{m}$
$= 0{,}0006\,\text{m} = 0{,}6\,\text{mm}$

Diese Wellenlänge liegt im typischen Diagnose-Ultraschallbereich (Mikrostrukturerkennung), während die anderen Antwortoptionen mindestens um einen Faktor 4 abweichen.

Siedepunkterhöhung (3 × geprüft)

7. Welche Maßnahme erhöht bei konstantem Außendruck den Siedepunkt einer Flüssigkeit?

   (A) Zugabe eines flüchtigen Lösungsmittels
   (B) Zugabe eines nicht-flüchtigen Salzes
   (C) Absenkung des Außendrucks
   (D) Vergrößerung der Flüssigkeitsoberfläche
   (E) Rühren der Flüssigkeit

Richtige Antwort: B)

Erklärung:
Gibt man ein nicht-flüchtiges Salz hinzu (z. B. NaCl in Wasser), sinkt der Dampfdruck der Lösung gemäß Raoult:

$$\Delta p = x_{\text{Solut}} \cdot p^*$$

Dabei ist x_{Solut} der Molbruch des gelösten Stoffs. Da nun weniger Lösemittelmoleküle an der Oberfläche verdampfen können, muss man stärker erhitzen, bis

$$p_{\text{Dampf}} = p_{\text{Außen}}$$

→ Siedepunkterhöhung ΔT_b.
Flüchtige Zusätze wie Alkohol (A) erhöhen den Dampfdruck, der Siedepunkt sinkt. Außendrucksenkung (C) senkt den Siedepunkt direkt. Oberflächenvergrößerung und Rühren (D, E) beschleunigen lediglich die Verdunstung, verändern aber das Phasengleichgewicht nicht.

Photonenenergie (3 × geprüft)

8. Welche Formel liefert die Energie E eines einzelnen Photons?

   (A) $E = h\lambda$
   (B) $E = \frac{c}{h}$
   (C) $E = hf$
   (D) $E = hc^2$
   (E) $E = \frac{h}{f}$

Notizen

Richtige Antwort: C) $E = h\,f$

Erklärung:
Planck zeigte 1900, dass Lichtquanten eine diskrete Energie tragen:
$E = h\,f$, $h = 6{,}62607015 \cdot 10^{-34}\,\text{Js}$.
Verknüpft man das mit $c = \lambda f$, erhält man die äquivalente Schreibweise $E = h\frac{c}{\lambda}$.

Alle anderen Formeln vertauschen Größen (A, B, E) oder sind dimensionsinkorrekt (D).

Spin des Elektrons (3 × geprüft)

9. Welche Spin-Quantenzahl besitzt ein Elektron?

(A) 0
(B) $\frac{1}{2}$
(C) 1
(D) $\frac{3}{2}$
(E) 2

Richtige Antwort: B) $\frac{1}{2}$

Erklärung:
Elektronen gehören zur Fermion-Klasse, gekennzeichnet durch halbzahligen Spin. Für das Elektron gilt
$s = \frac{1}{2}$, $m_s = +\frac{1}{2}$ oder $-\frac{1}{2}$.
Dieser Spin ist für Magnetresonanz, Pauli-Prinzip und Feinstruktur essentiell. Ganzzahlige Spins (Bosonen) treten etwa bei Photonen ($s = 1$) oder Helium-4-Atomen ($s = 0$) auf.

Photoelektrischer Effekt (3 × geprüft)

10. Ein Metall besitzt die Grenzfrequenz f_0 . Welche Maßnahme erhöht die maximale kinetische Energie der ausgelösten Elektronen?

(A) Frequenz unter f_0 senken
(B) Lichtintensität bei gleicher Frequenz erhöhen
(C) Frequenz deutlich über f_0 erhöhen
(D) Kathode aufheizen
(E) Beleuchtete Fläche vergrößern

Richtige Antwort: C)

Erklärung:
Die Einstein-Gleichung lautet

$$E_{kin,max} = h(f - f_0)$$

Dabei hängt die Elektronenenergie linear von der Photonenfrequenz ab. Erhöht man f bei konstantem h, wächst $(f - f_0)$ und damit $E_{kin,max}$.
Eine Intensitätssteigerung (B) bringt mehr Photonen, ändert aber deren Energie nicht.
Thermisches Aufheizen (D) oder größere Fläche (E) erhöhen nur die Anzahl der austretenden Elektronen.
Wird f unter f_0 gesenkt (A), bleibt $E_{kin,max} = 0$: der Effekt verschwindet.

Notizen

4.2 5 schwierige Physik-Aufgaben

Relativistische Massenzunahme

1. Ein Elektron wird in einem Beschleuniger auf 99 % der Lichtgeschwindigkeit gebracht. Welche Aussage beschreibt die Situation am besten?

(A) Seine Ruhemasse steigt um 99 %.
(B) Seine Gesamtenergie entspricht rund dem Dreifachen seiner Ruheenergie.
(C) Seine kinetische Energie ist identisch mit seiner Ruhenergie.
(D) Die Zeitdilatation ist vernachlässigbar.
(E) Das Elektron bewegt sich langsamer als ein 1 MeV-Proton.

Richtige Antwort: B)

Erklärung:
Bei $v = 0{,}99\ c$ beträgt der Lorentz-Faktor $\gamma \approx 7.1$. Die Gesamtenergie ist $\gamma \cdot m\ c^2$, die Ruheenergie $1\ \ m\ c^2$ – also gut siebenmal größer. Die reine kinetische Energie ergibt sich zu $(\gamma - 1)\ m\ c^2 \approx 6\ \ m\ c^2$, also ein Vielfaches der Ruhenergie. Eine „99 %-Steigerung" (A) unterschätzt diesen Effekt stark. Zeitdilatation mit Faktor 7 ist alles andere als „vernachlässigbar" (D). Ein 1 MeV-Proton ist weit langsamer, weil seine Ruheenergie 938 MeV beträgt (E falsch).

Schwarzkörperverhalten

2. Ein Glühdraht wird von 1000 K auf 4000 K aufgeheizt. Wie verändert sich die Wellenlänge, bei der sein Strahlungsmaximum liegt?

(A) Sie wird 4-mal so groß.
(B) Sie wird halb so groß.
(C) Sie wird 4-mal so klein.
(D) Sie bleibt praktisch gleich.
(E) Sie vergrößert sich um 300 nm.

Richtige Antwort: C)

Erklärung:
Nach dem Wienschen Verschiebungsgesetz gilt $\lambda_m ax \cdot T \approx 2{,}9 \cdot 10^6 nm \cdot K$ (Konstante) . Vervierfacht man die Temperatur, dann viertelt sich λ_{max} . Beispiel: $1000\ K \rightarrow 2{,}9\ \mu m$; $4000\ K \rightarrow 0{,}73\ \mu m$. Damit wird die Maximalwellenlänge viermal kleiner, nicht größer (A) und nicht nur halbiert (B).

Galvanometer und Innenwiderstand

3. Ein präzises Drehspul-Galvanometer besitzt einen Innenwiderstand von 100 Ω und zeigt bei 1 mA Vollausschlag an. Welchen Vorwiderstand braucht man, um es als 10 V-Voltmeter zu betreiben?

(A) 9 Ω
(B) 100 Ω
(C) 9 kΩ
(D) 9,9 kΩ
(E) 10 kΩ

Richtige Antwort: D) 9,9 kΩ

Erklärung:
Vollausschlag bedeutet 1 mA. Soll bei 10 V derselbe Strom fließen, muss der Gesamtwiderstand $\frac{10V}{1mA} = 10k\Omega$ betragen. Der Innenwiderstand nimmt davon 0,1 kΩ ein; es verbleiben 9,9 kΩ als zusätzlicher Vorwiderstand (in Serie). Distraktor C verwechselt kΩ mit Ω; B und A ignorieren die Größenordnung, E berücksichtigt den Innenwiderstand nicht.

Notizen

Doppler-Ultraschall

4. Ein medizinischer Ultraschallkopf sendet 5 MHz ins Körpergewebe. Erythrozyten bewegen sich mit 30 cm · s^{-1} auf den Schallkopf zu. Welche qualitative Aussage ist richtig?

(A) Der reflektierte Ton ist um rund 5 Hz höher.
(B) Der Frequenzshift beträgt mehrere Kilohertz.
(C) Es tritt überhaupt kein Doppler-Effekt auf, weil Blutzellen zu klein sind.
(D) Der gemessene Shift liegt im Mikrohertz-Bereich.
(E) Die Frequenz sinkt, weil sich die Zellen auf den Schallkopf zubewegen.

Richtige Antwort: B)

Erklärung:

Die Doppler-Formel (kontinuierliche Reflexion) liefert $\Delta f \approx \frac{2 \cdot f^o \cdot v}{c_s}$; mit $f_0 = 5$ MHz, $v = 0{,}3 \text{ m} \cdot s^{-1}$, $c_s \approx 1540 \text{ m} \cdot s^{-1}$ ergibt sich $\Delta f \approx 2 \cdot 5 \cdot 10^6 \cdot 0{,}3 / 1540 \approx 2000$ Hz, also einige Kilohertz. 5 Hz (A) oder Mikrohertz (D) wären viel zu klein. Das Vorzeichen ist positiv, weil Sender und Reflektor sich annähern – daher steigt die Frequenz, nicht sinkt (E). Blutzellen reflektieren den Schall ausreichend zur Diagnostik (C falsch).

Heisenberg-Grenze

5. Eine Elektronwolke in einem Halbleiter ist in x-Richtung auf 0,10 nm lokalisiert. Welche qualitative Aussage ist zutreffend?

(A) Die Impulsunschärfe ist mindestens 10^{-28} kg · m · s^{-1}.
(B) Je kleiner die Ortsunschärfe, desto kleiner die Impulsunschärfe.
(C) Für ein Proton wäre die minimale Geschwindigkeitsunschärfe größer als für ein Elektron.
(D) Für das Elektron kann die Geschwindigkeitsunschärfe nicht unter etwa 700 km s^{-1} gedrückt werden.
(E) Die Heisenberg-Relation ist hier irrelevant, weil das Elektron gebunden ist.

Richtige Antwort: D)

Erklärung:

Heisenberg: $\Delta x \cdot \Delta p \geq \frac{h}{2}$. Bei $\Delta x = 1{,}0 \cdot 10^{-10}$ m ergibt sich $\Delta p \geq 5{,}3 \cdot 10^{-25}$ kg · m · s^{-1}.
Teilt man durch die Elektronenmasse $9{,}11 \cdot 10^{-31}$ kg, erhält man eine minimale Geschwindigkeitsunschärfe $\Delta v \approx 5{,}8 \cdot 10^5$ m · $s^{-1} \approx 580$ km · s^{-1}, also in derselben Größenordnung wie Aussage D. Für ein Proton (fast 2000-fach größere Masse) wäre Δv um denselben Faktor kleiner – daher ist C falsch. Aussage A unterschätzt die Größenordnung, B kehrt das Prinzip um und E ignoriert die universelle Gültigkeit der Unschärferelation.

4.3 10 × 18 Übungsfragen

Aufgabenset 1

1. In welchen Frequenzbereichen befinden sich die am Schädel nicht invasiv messbaren Signale des Gehirns (Elektroenzephalogramm)?

1. 8–12 Hz
2. 0–0,1 Hz
3. 13–30 Hz
4. 50–60 Hz

(A) Alle sind richtig.
(B) 2. und 4. sind richtig.
(C) 1. und 3. sind richtig.
(D) Nur 4. ist richtig.
(E) 1., 2. und 3. sind richtig.

LÖSUNGEN

https://www.elsevier.com/books-and-journals/book-companion/9783437413636

Notizen

2. Welches Bild erzeugt ein Konkavspiegel in einfacher Brennweite?

(A) Ein virtuelles umgekehrtes, verkleinertes
(B) Ein virtuelles, aufrechtes, verkleinertes
(C) Ein reales, aufrechtes, verkleinertes
(D) Ein reales, umgekehrtes, verkleinertes
(E) Ein virtuelles, aufrechtes, vergrößertes

3. In einem Schulbüro sind 6 parallel geschaltete Lampen R = 23 Ohm über das Wochenende (48 h) eingeschaltet. Welche elektrische Arbeit wird über das Wochenende in etwa verbraucht? Die Lampen werden mit 230 V betrieben.

(A) ca. 330 kWh
(B) ca. 110 kWh
(C) ca. 450 kWh
(D) ca. 660 kWh
(E) ca. 66 kWh

4. Welche der folgenden Einheiten sind SI-Einheiten?

1. Zeit
2. Meter
3. Volt
4. Watt

(A) 1., 2. und 3. sind richtig.
(B) Keine der Antwortmöglichkeiten ist richtig.
(C) 2. ist richtig.
(D) 3. und 4. sind richtig.
(E) 2. und 4. sind richtig.

5. Blut ist keine Newton'sche Flüssigkeit, weil …

1. die Strömungsstärke nicht einfach proportional zum Druckunterschied ist.
2. Blut bei schneller Strömung dünnflüssiger ist.
3. bei langsamer Strömung die Viskosität von Blut stark ansteigt.
4. die Viskosität des Blutes auch vom Gefäßdurchmesser abhängt.

(A) Nur 4. ist richtig.
(B) 1. und 3. sind richtig.
(C) 1., 2. und 3. sind richtig.
(D) 2. und 4. sind richtig.
(E) Alle Antwortmöglichkeiten sind richtig.

6. Wichtig für den kolloidosmotischen Druck sind die …

1. im Blutplasma befindlichen Salze (Elektrolyte).
2. Proteine des Blutplasmas.
3. Permeabilitätseigenschaften der Blutplättchen (Thrombozyten).
4. Permeabilitätseigenschaften der Endothelzellen.

(A) 2. und 4. sind richtig.
(B) 1., 2. und 3. sind richtig.
(C) Nur 4. ist richtig.
(D) 1. und 3. sind richtig.
(E) Alle sind richtig.

7. Ein sogenannter Differenzverstärker …

1. erzeugt am Ausgang ein Signal, welches der Differenz von 2 Eingangssignalen proportional ist.
2. verstärkt auch Störungen durch das Stromnetz, welche auf beide Eingänge gleich wirken.
3. unterdrückt Störungen durch das Stromnetz, welche auf beide Eingänge gleich wirken.
4. ist für Biosignalmessungen wegen seiner Störempfindlichkeit kaum verwendbar.

(A) 3. und 4. sind richtig.
(B) 1. und 3. sind richtig.
(C) 1. und 2. sind richtig.
(D) 1. und 4. sind richtig.
(E) Nur 4. ist richtig.

8. Bei einem Wölbspiegel (Konvexspiegel) …

(A) kann das Bild reell und verkehrt sein.
(B) ist das Bild immer reell und vergrößert.
(C) ist das Bild innerhalb der Brennweite und virtuell, verkleinert.
(D) befindet sich das Bild außerhalb der Brennweite und ist verkehrt.
(E) gilt: Befindet das Bild sich zwischen einfacher und doppelter Brennweite, so ist es vergrößert.

9. Ein Elementarteilchen kann in einem Magnetfeld mit der Flussdichte B (auch magnetische Induktion genannt) eine Kraftwirkung F erfahren. Unter welchen Bedingungen trifft dies zu?

1. Ein Elektron bewegt sich nicht (ruhend).
2. Ein Elektron bewegt sich mit der Geschwindigkeit v parallel zu B.
3. Ein Neutron bewegt sich mit der Geschwindigkeit v orthogonal zu B.
4. Ein Elektron bewegt sich mit der Geschwindigkeit v orthogonal zu B.

(A) 1., 2. und 3. sind richtig.
(B) 1. und 3. sind richtig.
(C) Alle sind richtig.
(D) 2. und 4. sind richtig.
(E) Nur 4. ist richtig.

10. Was verursacht der Dopplereffekt?

1. Eine höhere Frequenz bei einer sich annähernden Schallquelle.
2. Eine höhere Ausbreitungsgeschwindigkeit bei einer sich annähernden Schallquelle.
3. Eine niedrigere Frequenz bei einer sich entfernenden Schallquelle.
4. Eine niedrigere Ausbreitungsgeschwindigkeit bei einer sich annähernden Schallquelle.

(A) 1., 2. und 3. sind richtig.
(B) 2. und 4. sind richtig.
(C) 1. und 3. sind richtig.
(D) Alle sind richtig.
(E) Nur 4. ist richtig.

11. Wenn ein gebeugter Unterarm ein Gewichtsstück hält, besteht Gleichgewicht:

1. Die vom Bizeps erbrachte Kraft ist gleich der Gewichtskraft des Gewichtsstücks.
2. Die in der Längsrichtung des Unterarms wirksame Kraft ist gleich der Gewichtskraft des Gewichtsstücks.
3. Die am Handgelenk durch das Gewichtsstück verursachte Kraft ist gleich der Kraft am Ansatz der Bizepssehne.
4. Die Summe aller ins Spiel kommenden Drehmomente ist Null.

(A) 2. und 4. sind richtig.
(B) 1., 2. und 3. sind richtig.
(C) 1. und 3. sind richtig.
(D) Alle sind richtig.
(E) Nur 4. ist richtig.

12. Wenn eine Röntgenröhre mit 50.000 Volt Gleichspannung (Anodenspannung) betrieben wird, haben die Röntgenquanten des Bremsspektrums eine maximal mögliche Energie von:

(A) 5000 keV
(B) 500 keV
(C) 50 keV
(D) 500 J
(E) 50 kJ

13. Welche der folgenden Begriffe stellt eine vektorielle Größe dar?

(A) Druck
(B) Ladung
(C) Impuls
(D) Temperatur
(E) Leistung

14. Die berühmte Planck'sche Formel besagt, dass …

(A) die Energie elektromagnetischer Strahlung (z. B. Licht) proportional seiner Frequenz ist.
(B) die Lichtgeschwindigkeit im Vakuum konstant ist.
(C) die Wellenlänge des sichtbaren Lichtes zwischen 300 und 800 nm liegt.
(D) rotes Licht höhere Frequenz als blaues Licht besitzt.
(E) die Energie des Lichtes proportional seiner Intensität ist.

15. Zwei Drähte aus gleichem Material haben unterschiedliche Abmessungen. Der erste Draht ist 100 Meter lang und 1 mm dick (Durchmesser) und hat einen Widerstand R_1. Der zweite Draht ist 50 Meter lang und 2 mm dick und hat einen Widerstand R_2. Wie verhält sich R_1 zu R_2?

(A) $R_1 : R_2 = 4$
(B) $R_1 : R_2 = 8$
(C) $R_1 : R_2 = 1$
(D) $R_1 : R_2 = 2$
(E) $R_1 : R_2 = \frac{1}{2}$

16. Welche Einheit hat die elektrische Feldkonstante E_0?

(A) $\frac{kg \cdot m}{s}$
(B) $\frac{V}{m}$
(C) $\frac{A \cdot s}{V \cdot m}$
(D) keine
(E) $W \cdot s$

Notizen

17. Durch welches physikalische Prinzip entsteht aus dem Sonnenlicht ein Regenbogen?

(A) Durch Streuung
(B) Durch Polarisation
(C) Durch Absorption
(D) Durch Beugung
(E) Durch Dispersion

18. Welche der folgenden medizinisch gebräuchlichen Einheiten sind SI-Einheiten?

1. mmHg
2. Kilogramm
3. Kalorie
4. Ampere

(A) 1. und 3. sind richtig.
(B) 1., 2. und 3. sind richtig.
(C) Alle sind richtig.
(D) Nur 4. ist richtig.
(E) 2. und 4. sind richtig.

Aufgabenset 2

1. Eine Dipolantenne ist als Sendemast auf dem Dach eines Hauses montiert. Was gilt für die Strahlenbelastung in deren Umgebung?

1. Auf Antennenhöhe sinkt die Belastung mit der Entfernung zur Antenne proportional.
2. Auf Antennenhöhe sinkt die Belastung mit der Entfernung zur Antenne überproportional (d. h. sinkt stärker als das Verhältnis der Entfernung).
3. Genau unter der Antenne ist man am besten geschützt.
4. Die Entfernung zur Antenne spielt für die Belastung keine Rolle, sondern lediglich die Sendeleistung.

(A) 1. und 3. sind richtig.
(B) 2. und 4. sind richtig.
(C) 1., 3. und 4. sind richtig.
(D) 2. und 3. sind richtig.
(E) Nur 4. ist richtig.

2. Welche der folgenden Größen ist eine Basisgröße im SI-System?

(A) Energie E
(B) Stromstärke I
(C) Leistung P
(D) Ladung Q
(E) Impuls p

3. Welche physikalischen Größen bleiben auch bei einem unelastischen Stoß stets erhalten?

1. Die gesamte kinetische Energie des Systems
2. Vektorielle Summe aller Impulse des Systems
3. Der Einzelimpuls sowohl des stoßenden als auch des gestoßenen Körpers
4. Der Gesamtimpuls des Systems

(A) 1. und 3. sind richtig.
(B) 2. und 4. sind richtig.
(C) Nur 4. ist richtig.
(D) 1., 2. und 3. sind richtig.
(E) Alle sind richtig.

4. Welche Aussagen treffen für diagnostische Röntgenstrahlen zu?

1. Sie entstehen beim Abbremsen von Elektronen in Kernnähe.
2. Sie sind ebenso wie sichtbares Licht durch elektrische oder magnetische Felder nicht ablenkbar.
3. Sie haben ein kontinuierliches Spektrum.
4. Sie werden im Englischen als X-Rays bezeichnet.

(A) Alle sind richtig.
(B) 1., 2. und 3. sind richtig.
(C) 2. und 4. sind richtig.
(D) 1. und 3. sind richtig.
(E) Nur 4. ist richtig.

5. Die Volumenstromstärke ist definiert als …

(A) mittlere Strömungsgeschwindigkeit mal Länge des Rohrs
(B) Strömungsgeschwindigkeit pro Volumen des Rohrs
(C) mittlere Strömungsgeschwindigkeit mal Querschnittsfläche des Rohrs
(D) Strömungsgeschwindigkeit mal Rohrdurchmesser
(E) Strömungsvolumen mal Zeit

6. Bei der Kernspaltung von Uran zur Energiegewinnung werden welche Teilchen benötigt?

(A) Protonen
(B) Beta-Teilchen
(C) Neutrinos
(D) Neutronen
(E) Alpha-Teilchen

7. Die spezifische Absorptionsrate (SAR) als Maß für die Belastung des menschlichen Körpers durch elektromagnetische Strahlung ist …

1. vom Körper absorbierte Gesamtenergie, angegeben in J
2. die massebezogene Absorptionsrate, angegeben in $\frac{W}{kg}$
3. das Produkt aus Leistung mal Masse
4. ein Wert, der sich auf Absorption innerhalb kurzer Intervalle (von wenigen Minuten) bezieht

(A) 1. und 3. sind richtig.
(B) 1., 2. und 3. sind richtig.
(C) 2. und 4. sind richtig.
(D) Alle sind richtig.
(E) Nur 4. ist richtig.

8. Mit was ist die Temperatur direkt proportional?

(A) Dem Druck
(B) Dem Volumen
(C) Mittleren kinetischen Energie der Teilchen
(D) Dem Aggregatzustand
(E) Leistung des Systems

9. Welches Abbildungsschema ist charakteristisch für konkave Linsen?

(A) Das Bild ist virtuell und kleiner als das Objekt ausschließlich innerhalb der Brennweite.
(B) Das Bild ist virtuell und größer als das Objekt ausschließlich außerhalb der Brennweite.
(C) Das Bild ist immer virtuell und kleiner als das Objekt.
(D) Das Bild ist real und kleiner als das Objekt auf der Brennweite, sonst virtuell.
(E) Das Bild ist real und kleiner als das Objekt ausschließlich innerhalb der Brennweite.

10. Befindet sich ein leitfähiger Körper in einem magnetischen Wechselfeld, so werden elektrische Wirbelfelder induziert, welche Wirbelströme hervorrufen. Welche Zusammenhänge sind richtig?

1. Die Wirbelströme sind proportional zur Leitfähigkeit des Körpers.
2. Die Wirbelströme sind umgekehrt proportional zur Leitfähigkeit des Körpers.
3. Die Wirbelströme sind proportional zur elektrischen Feldstärke.
4. Die Wirbelströme sind umgekehrt proportional zur elektrischen Feldstärke.

(A) Nur 1. ist richtig.
(B) Nur 2. ist richtig.
(C) 2. und 4. sind richtig.
(D) 1. und 3. sind richtig.
(E) Nur 4. ist richtig.

11. Eine Welle mit einer Wellenlänge von 5 m hat eine Frequenz von 20 Hz. Wie groß ist die Ausbreitungsgeschwindigkeit?

(A) $\frac{100\ \text{m}}{\text{s}}$
(B) $\frac{5\ \text{m}}{\text{s}}$
(C) $\frac{4\ \text{m}}{\text{s}}$
(D) $\frac{\text{m}}{4\text{s}}$
(E) $\frac{10\ \text{m}}{\text{s}}$

12. Welche der unten stehenden Größen sind ein Vektor?

1. Kapazität
2. Potenzial
3. elektrischer Widerstand
4. elektrische Feldstärke

(A) 1., 2. und 3. sind richtig.
(B) 1. und 3. sind richtig.
(C) Nur 4. ist richtig.
(D) Alle sind richtig.
(E) 2. und 4. sind richtig.

13. Welche der folgenden Aussagen zur Dispersion ist/sind richtig?

1. Der Brechungsindex steigt mit verlängerter Wellenlänge.
2. Der Brechungsindex steigt mit verringerter Wellenlänge.
3. Monochromatisches Licht wird in Spektralfarben aufgetrennt.
4. Weißes Licht wird in Spektralfarben aufgetrennt.

(A) 2., 3. und 4. sind richtig.
(B) 1. und 3. sind richtig.
(C) 1., 3. und 4. sind richtig.
(D) 1. und 4. sind richtig.
(E) 2. und 4. sind richtig.

14. Welche Aussage(n) zur absoluten Temperaturskala ist (sind) richtig?

1. Der absolute Nullpunkt ist bei 0 K erreicht.
2. Der absolute Nullpunkt ist bei -273,15 °C erreicht.
3. Die Intervalle der absoluten Temperaturskala entsprechen der Celsiusskala.
4. Das Volumen des idealen Gases im absoluten Nullpunkt entspricht dem Molvolumen.

(A) Alle sind richtig.
(B) 2. und 4. sind richtig.
(C) 1., 2. und 3. sind richtig.
(D) Nur 4. ist richtig.
(E) 1. und 3. sind richtig.

15. Ein Körper bleibt in Ruhe oder führt eine gleichförmige geradlinige Bewegung durch, wenn ...

1. die Summe aller auf ihn einwirkende Kräfte Null ist.
2. ausschließlich die Erdanziehungskraft auf ihn einwirkt.
3. der Körper nicht beschleunigt wird.
4. er sich auf einer Kreisbahn mit konstanter Winkelgeschwindigkeit bewegt.

(A) Alle sind richtig.
(B) 1., 2. und 3. sind richtig.
(C) 2. und 4. sind richtig.
(D) Nur 4. ist richtig.
(E) 1. und 3. sind richtig.

16. Zwei Drähte gleichen Materials unterscheiden sich durch ihre Länge. Der kurze Draht hat 1 m Länge, der lange Draht 20 m. Der Durchmesser der beiden Drähte ist gleich. Welche Antwort zum Thema „Widerstand" trifft zu?

(A) Beide Widerstände sind gleich groß, da gleiches Material verwendet wird.
(B) Der Widerstand des langen Drahtes ist halb so groß wie jener des kurzen.
(C) Der Widerstand des langen Drahtes ist viermal so groß wie jener des kurzen.
(D) Der Widerstand des langen Drahtes ist doppelt so groß wie jener des kurzen.
(E) Der Widerstand des langen Drahtes ist zwanzigmal so groß wie jener des kurzen.

Notizen

17. Was besagt das Gesetz von Bernoulli?

(A) Je kleiner die Strömungsgeschwindigkeit einer Flüssigkeit oder eines Gases, desto kleiner der dynamische Druck.
(B) Das Gesetz von Bernoulli gilt nur für Flüssigkeiten, nicht aber für Gase.
(C) Je größer die Strömungsgeschwindigkeit einer Flüssigkeit oder eines Gases, desto kleiner der dynamische Druck.
(D) Je größer die Strömungsgeschwindigkeit einer Flüssigkeit oder eines Gases, desto kleiner der statische Druck.
(E) Je kleiner die Strömungsgeschwindigkeit einer Flüssigkeit oder eines Gases, desto kleiner der statische Druck.

18. Was verstehen wir unter der Anomalie des Wassers?

(A) Im Vergleich zu anderen Himmelskörpern, z. B. dem Mond, befindet sich auf der Erde anomal viel Wasser.
(B) Wasser verhält sich völlig normal – eine Anomalie gibt es nicht.
(C) Die Dichte des Wassers ist bei 4 °C und nicht bei 0 °C am größten – deswegen frieren Seen im Winter von oben und nicht von unten zu.
(D) Die Tatsache, dass Wasser im schwerelosen Zustand immer Kugelgestalt einnimmt.
(E) Die Tatsache, dass Wasser und Speiseöl – zwei Flüssigkeiten – sich nicht miteinander vermischen lassen.

Aufgabenset 3

1. Ein Maximumsthermometer …

1. zeigt den höchsten während der Messung erreichten Temperaturwert an.
2. zeigt den kleinsten während der Messung erreichten Temperaturwert an.
3. ist so gebaut, dass die Anzeige beim höchsten Temperaturwert stehen bleibt.
4. zeigt die maximale Temperaturdifferenz zwischen dem höchsten und dem niedrigsten während der Messung erreichten Temperaturwert an.

(A) 2. und 4. sind richtig.
(B) 1. und 3. sind richtig.
(C) Nur 4. ist richtig.
(D) Alle sind richtig.
(E) 1., 2. und 3. sind richtig.

2. Was trifft auf eine Welle zu?

1. Eine Welle kann reflektiert werden und ändert dabei ihre Frequenz.
2. An einer Grenzfläche von zwei Materialien mit unterschiedlicher Ausbreitungsgeschwindigkeit kommt es meist zur Brechung.
3. Durch Absorption nimmt die Amplitude der Welle linear ab.
4. Durch Absorption nimmt die Amplitude der Welle exponentiell ab.

(A) 1., 2. und 3. sind richtig.
(B) 1. und 3. sind richtig.
(C) Alle sind richtig.
(D) 2. und 4. sind richtig.
(E) Nur 4. ist richtig.

3. Elektrische Feldlinien …

   1. gehen vom Minuspol zum Pluspol.
   2. gehen vom Pluspol zum Minuspol.
   3. sind parallel zu leitenden Flächen.
   4. kreuzen sich im Winkel von 90°.

   (A) Nur 2. ist richtig.
   (B) 1., 3. und 4. sind richtig.
   (C) 2. und 4. sind richtig.
   (D) 2., 3. und 4. sind richtig.
   (E) 1. und 3. sind richtig.

4. Wie groß ist die Gravitationsbeschleunigung auf dem Mars, wenn dieser eine Masse von $m = 6{,}4 \cdot 10^{23}$ kg und einen Radius von $r = 3390$ km aufweist?

   (A) $\frac{3{,}7\ m}{s^2}$
   (B) $\frac{m \cdot 6{,}937\ m}{s^2}$
   (C) $\frac{m \cdot 3{,}7\ m}{s^2}$
   (D) $\frac{6{,}937 \cdot 10^3\ m}{s^2}$
   (E) $\frac{6{,}937\ m}{s^2}$

5. Was ist in der Rotation analog zur Kraft in der Translation?

   (A) Trägheitsmoment
   (B) Winkelbeschleunigung
   (C) Drehimpuls
   (D) Winkelgeschwindigkeit
   (E) Drehmoment

6. In einem Stromkreis befinden sich ein Widerstand und eine Glühbirne in Reihenschaltung, die Glühbirne leuchtet maximal hell. Wie verändert sich die Helligkeit der Glühbirne, wenn ein weiterer Widerstand zu dem bestehenden Widerstand parallel geschalten wird?
   Die Glühbirne …

   (A) wird dunkler.
   (B) wird periodisch flackern.
   (C) wird rot.
   (D) bleibt gleich.
   (E) geht kaputt.

7. Das dynamische Verhalten beim Ein/Ausschalten einer Spule L wird mit der Zeitkonstante tau beschrieben. Welche Behauptungen sind richtig?

   1. Wird in Hertz angegeben.
   2. Ist proportional zu L.
   3. Ist proportional zum Spulenwiderstand R (ohmsch).
   4. Ist umgekehrt proportional zum Spulenwiderstand R (ohmsch).

(A) Alle sind richtig.
(B) 1., 2. und 3. sind richtig.
(C) 1. und 3. sind richtig.
(D) Nur 4. ist richtig.
(E) 2. und 4. sind richtig.

8. Bei normaler Umgebungstemperatur gibt der menschliche Körper Wärme hauptsächlich ab durch …

1. Strahlung, Konvektion und Leitung
2. Atmung
3. Verdampfen durch Transpiration
4. Ausscheidung

(A) 1. und 3. sind richtig.
(B) Alle sind richtig.
(C) Nur 4. ist richtig.
(D) 1., 2. und 3. sind richtig.
(E) 2. und 4. sind richtig.

9. Wie lautet die Formel zur Ermittlung der Spannung?

(A) $E = mc^2$
(B) $3a = b$
(C) $U = R + I$
(D) $U = R \cdot I$
(E) $a \cdot b = U$

10. Gasionisationsdetektoren sind zum Beispiel …

1. Proportional-Zählrohre
2. Stabdosimeter (Füllhalterdosimeter)
3. Ionisationskammer
4. Geiger-Müller-Zählrohr

(A) 1., 2. und 3. sind richtig.
(B) 1. und 3. sind richtig.
(C) Nur 4. ist richtig.
(D) Alle sind richtig.
(E) 2. und 4. sind richtig.

11. Zwei Wellenzüge, die sich überlagern, erzeugen …

(A) Beugung
(B) Interferenz
(C) Reflexion
(D) Absorption
(E) Brechung

12. Eine 2 kg schwere Infusionsflasche wird vertikal um 3 m angehoben. Wie groß ist dabei die verrichtete Arbeit (ohne Reibungsverluste, $g = 9{,}81\ m/s^2$)?

(A) 29 J
(B) 41 J
(C) 52 J
(D) 59 J
(E) 78 J

13. Wenn durch ein Photon mit der Energie von 1 KeV ein Elektron durch photoelektrische Absorption aus der K-Schale eines Atoms, deren Bindungsenergie 500 eV betrage, geworfen wird, so ist die kinetische Energie des entfernten Elektrons …

(A) 1000 eV
(B) 1500 eV
(C) 1 kV
(D) 0 V
(E) 500 eV

14. Was gibt das Zerfallsgesetz an?

1. Wie viele Atomkerne nach einer bestimmten Zeit zerfallen sind.
2. Die lineare Abnahme der Anzahl der Atomkerne.
3. Wie hoch die Aktivität nach einer bestimmten Zeit ist.
4. Welche Zeit vergeht bis zum nächsten Zerfall.

(A) Alle sind richtig.
(B) 1., 2. und 3. sind richtig.
(C) 1. und 3. sind richtig.
(D) Nur 4. ist richtig.
(E) 2. und 4. sind richtig.

15. Taucht man eine Kapillare in eine sie benetzende Flüssigkeit, so wird der Flüssigkeitsspiegel in der Kapillare gehoben, in Abhängigkeit von …

1. dem Durchmesser der Kapillare.
2. der Dichte der Flüssigkeit.
3. der Oberflächenspannung der Flüssigkeit.
4. der Fähigkeit der Flüssigkeit, die Oberfläche der Kapillare zu benetzen.

(A) 1. und 3. sind richtig.
(B) 2. und 4. sind richtig.
(C) Nur 4. ist richtig.
(D) 1., 2. und 3. sind richtig.
(E) Alle sind richtig.

16. Für eine ideale optische Sammellinse gilt NICHT:

(A) Ist $g > 2f$, entsteht ein verkleinertes, reelles Bild.
(B) Ist $g < f$, entsteht ein virtuelles, aufrechtes, vergrößertes Bild.
(C) Ist $g = 2f$, entsteht ein gleich großes, reelles Bild.
(D) Ist $f = g$, entsteht ein reelles, aufrechtes Bild.
(E) Ist $2f > g > f$, entsteht ein reelles, vergrößertes Bild.

17. Was trifft auf das Geiger-Müller-Zählrohr zu:

1. Es werden die neutralen Gasatome gezählt.
2. Es ist ein Gasionisationsmessgerät.
3. Durch die Gasverstärkung werden zusätzliche Gasatome erzeugt.
4. Praktisch das gesamte Gasvolumen des Zählrohrs wird ionisiert.

(A) 1. und 3. sind richtig.
(B) 2. und 4. sind richtig.
(C) Alle sind richtig.
(D) Nur 4. ist richtig.
(E) 1., 2. und 3. sind richtig.

18. In einem Schaltkreis seien drei Widerstände parallel zueinander geschaltet. Dabei gilt folgender Zusammenhang: $R_1 < R_2 < R_3$
Was gilt für den Ersatzwiderstand der Schaltung?

(A) Der Ersatzwiderstand ist kleiner als der kleinste Einzelwiderstand.
(B) Der Ersatzwiderstand ist genau halb so groß wie der kleinste Einzelwiderstand.
(C) Der Ersatzwiderstand ist größer als der größte Einzelwiderstand.
(D) Der Ersatzwiderstand befindet sich größenmäßig zwischen R_2 und R_3.
(E) Ohne genaue Werte kann man keine Aussage treffen.

Aufgabenset 4

1. Bei welchen der folgenden Beispiele spielt die Impulserhaltung die entscheidende Rolle?

1. Gehen wir in einem Boot nach vorne, bewegt sich das Boot nach hinten.
2. Beim Abfeuern eines Geschützes tritt ein Rückstoß auf.
3. Ein bewegter Körper, auf den keinerlei äußere Kräfte wirken, behält Richtung und Geschwindigkeit bei.
4. Beim Abbremsen eines Fahrzeuges werden die Bremsen erwärmt.

(A) Nur 4. ist richtig.
(B) Alle sind richtig.
(C) 2. und 4. sind richtig.
(D) 1., 2. und 3. sind richtig.
(E) 1. und 3. sind richtig.

2. Welche Aussagen gelten für das elektrische Potenzial PS?

1. Das Potenzial PS ist ein Vektor.
2. Eine Ladungsbewegung entlang einer Äquipotenziallinie erfordert keine Energiezufuhr.
3. Das Potenzial PS ist eine Kraft.
4. Das Potenzial PS kann in Volt angegeben werden.

(A) 1. und 3. sind richtig.
(B) Alle sind richtig.
(C) 1., 2. und 3. sind richtig.
(D) 2. und 4. sind richtig.
(E) Nur 4. ist richtig.

3. Die biologische Halbwertszeit eines Radionuklids hängt ab von …

1. der zugeführten Menge an Radioaktivität.
2. der Ausscheidungsrate (wie schnell das Radionuklid aus dem Körper ausgeschieden wird).
3. der biologischen Wirksamkeit des Radionuklids.
4. dem vom Stoffwechsel bedingten Verbleib des Radionuklids im Körper.

(A) 2. und 4. sind richtig.
(B) 1., 2. und 3. sind richtig.
(C) Nur 4. ist richtig.
(D) 1. und 3. sind richtig.
(E) Alle sind richtig.

Notizen

4. Die Brechkraft des Auges …

(A) wird in Dioptrien angegeben.
(B) bleibt immer gleich.
(C) ist umso größer, je kleiner die Krümmung der Linse ist.
(D) ist bei heller Umgebung größer.
(E) erhöht sich, wenn die Brennweite verkleinert wird.

5. Ein Pendel habe eine Schwingungsdauer von (2 s). Dann gelten folgende Aussagen:

1. Die Frequenz beträgt (0,5 Hz).
2. Es finden 30 Schwingungen pro Minute statt.
3. Die Frequenz beträgt 5 10^{-1} Hz.
4. Die Schwingungsdauer beträgt 2 10^{3} ms.

(A) 1. und 3. sind richtig.
(B) 2. und 4. sind richtig.
(C) Alle sind richtig.
(D) Nur 4. ist richtig.
(E) 1., 2. und 3. sind richtig.

6. Die Anpassung des Lichteinfalles ins Auge wird geregelt durch:

(A) Iris
(B) Netzhaut
(C) Linse
(D) Hornhaut
(E) Ziliarmuskel

7. Ein offenes thermodynamisches System ist ein System, bei dem durch die Systemgrenze hindurch …

(A) Stoffaustausch nur ausnahmsweise erfolgt.
(B) Energie-, aber kein Stoffaustausch erfolgt.
(C) sowohl Stoff- als auch Energieaustausch erfolgt.
(D) kein Austausch von Energie oder Stoffen erfolgt.
(E) Stoff-, aber kein Energieaustausch erfolgt.

8. Für bildgebende Verfahren kann man folgende Strahlung verwenden:

1. Röntgenstrahlung
2. Gamma-Strahlung
3. Ultraschall
4. Alpha-Strahlung

(A) Nur 4. ist richtig.
(B) 1. und 3. sind richtig.
(C) Alle sind richtig.
(D) 2. und 4. sind richtig
(E) 1., 2. und 3. sind richtig.

9. Der absolute Nullpunkt …

1. ist bei etwa –273,15 °C erreicht.
2. ist der Nullpunkt der absoluten Temperaturskala.
3. entspricht der Körpertemperatur (ca. 37 °C).
4. entspricht derjenigen Temperatur, bei der das Volumen des idealen Gases gegen Null geht.

(A) 1. und 3. sind richtig.
(B) Nur 4. ist richtig.
(C) 2. und 4. sind richtig.
(D) 1., 2. und 4. sind richtig.
(E) Alle sind richtig.

10. Man erhält die Momentangeschwindigkeit im Weg-Zeit-Diagramm …

1. als Steigung der Tangente.
2. durch Integration.
3. durch Differentiation.
4. durch Mittelwertbildung.

(A) 1. und 3. sind richtig.
(B) Nur 4. ist richtig.
(C) 1., 2. und 3. sind richtig.
(D) Alle sind richtig.
(E) 2. und 4. sind richtig.

11. Welche der folgenden Aussagen treffen auf den Impuls zu?

1. Der Impuls ist das Integral der Kraft über den Weg.
2. Der Impuls ist die Bewegung eines massebehafteten Körpers.
3. Jeder bewegliche Körper kann seinen Impuls ganz oder teilweise auf einen anderen Körper übertragen oder von anderen übernehmen.
4. Erweiterung der Kraft auf die Rotation.
5. Ist eine Vektorgröße.

(A) Alle ist richtig.
(B) 1., 2. und 5. sind richtig.
(C) 1., 3. und 4. sind richtig.
(D) Nur 2. ist richtig.
(E) 2., 3. und 5. sind richtig.

12. Welche SI-Einheit hat der Brechungsindex?

(A) Der Brechungsindex ist eine dimensionslose Größe.
(B) $\frac{m}{s}$
(C) $\frac{s}{m}$
(D) m
(E) rad

13. Wie groß ist der maximale Widerstand einer Parallelschaltung?

(A) So groß wie der Effektivwert der Widerstände
(B) So groß wie der größte Widerstand
(C) Widerstand ist gleich Stromstärke durch Spannung
(D) So groß wie die Summe der Widerstände
(E) So groß wie der geringste Widerstand

14. Was besagt der photoelektrische Effekt?

(A) Blaues Licht ist energieärmer als rotes Licht.
(B) Die Energie von Licht ist abhängig von der Frequenz, nicht von der Helligkeit.
(C) Er zeigt, ähnlich wie Röntgenstrahlung, die hochfrequente Gammastrahlung auf.
(D) Licht ist Strom.
(E) $E = mc^2$

15. Stehende Wellen …

1. entstehen als Überlagerung zweier gegenläufiger gleichfrequenter Wellen mit gleicher Amplitude.
2. sind Wellen, deren Ausbreitungsgeschwindigkeit infolge Energieverlustes auf Null abgesunken ist.
3. besitzen örtlich feststehende Knoten.
4. müssen immer Transversalwellen sein, d. h. Wellen, die senkrecht zur Ausbreitungsrichtung schwingen.

(A) 1. und 3. sind richtig.
(B) 1., 2. und 3. sind richtig.
(C) 2. und 4. sind richtig.
(D) Alle sind richtig.
(E) Nur 4. ist richtig.

16. Ein tödlicher Stromunfall kann normalerweise nicht eintreten bei …

(A) raschem Aus- und Einschalten von Gleichstrom über 10 Ampere.
(B) Wechselstrom von 50 Hz, da er seine Richtung zu rasch ändert.
(C) Handkontakt mit nur einem Pol einer Stromleitung.
(D) Verwenden von Haushaltssicherungen.
(E) Gleich- oder Wechselspannung unter 60 Volt.

17. Was gilt für die Wellenlänge einer Welle?

1. Sie ist indirekt proportional zur Frequenz.
2. Sie ist indirekt proportional zur Periodendauer.
3. Sie ist proportional zur Ausbreitungsgeschwindigkeit.
4. Sie ist proportional zur Amplitude.

(A) Nur 4. ist richtig.
(B) 2. und 4. sind richtig.
(C) Alle sind richtig.
(D) 1., 2. und 3. sind richtig.
(E) 1. und 3. sind richtig.

18. Die Aussage *Zwei Schwingungen sind gegeneinander um* $\frac{\pi}{2}$ *in der Phase verschoben*, bedeutet:

1. Die Frequenz muss unterschiedlich sein.
2. Der Durchgang durch die Ruhelage erfolgt zu verschiedenen Zeiten.
3. Die Schwingungsamplituden müssen unterschiedlich sein.
4. Die Amplitude wird zu verschiedenen Zeiten erreicht.

(A) Alle sind richtig.
(B) 2. und 4. sind richtig.
(C) 1. und 3. sind richtig.
(D) 1., 2. und 3. sind richtig.
(E) Nur 4. ist richtig.

Aufgabenset 5

1. Die Energie einer Schallwelle ist …

(A) groß, wenn die Frequenz groß ist.
(B) klein, wenn die Amplitude groß ist.
(C) Planck'sches Wirkumsquantum pro Frequenz.
(D) im zeitlichen Mittelwert immer Null.
(E) groß, wenn die Frequenz klein ist.

2. Wie schwer ist das leichteste Atom, das die gleiche Anzahl an Neutronen wie Protonen im Kern besitzt?

(A) 3 u
(B) 1 u
(C) 2 u
(D) 0 u
(E) 4 u

3. Das elektrische Potenzial einer Punktladung fällt indirekt proportional mit dem Abstand zu der Ladung ab. Das hat zur Folge:

(A) Bei Verdoppelung des Abstandes nimmt das Potenzial auf $\frac{1}{4}$ des ursprünglichen Wertes ab.
(B) Bei Verdoppelung des Abstandes nimmt das Potenzial auf die Hälfte des ursprünglichen Wertes ab.
(C) Bei Verdoppelung des Abstandes steigt das Potenzial um 50 % an.
(D) Bei Verdoppelung des Abstandes nimmt das Potenzial auf $\frac{1}{16}$ des ursprünglichen Wertes ab.
(E) Bei Verdoppelung des Abstandes steigt das Potenzial auf den doppelten Wert an.

4. Welche Reibungsart(en) werden Coulomb'sche Reibungsarten genannt?

(A) Haftreibung
(B) Haftreibung und Gleitreibung
(C) Haftreibung und Rollreibung
(D) Rollreibung
(E) Gleitreibung und Rollreibung

5. Welche Aussage über Schallereignisse ist richtig?

(A) Der Unterschied zwischen Klang und Ton liegt darin, dass ein Klang keine definierbare Tonhöhe besitzt.
(B) Ein Herzton ist wie jeder andere Ton eine sinusförmige Schallschwingung
(C) Weil hochfrequente Anteile eines Schallereignisses in Luft stärker gedämpft werden, klingt z. B. ein weit entfernter Ton dumpf.
(D) Alle Antworten sind richtig.
(E) Eine Erhöhung der Frequenz um den Faktor 8 (mal) nennt man eine Oktave.

6. Magnetische Wechselfelder induzieren im Körper Wirbelströme. Diese sind …

1. unabhängig von der spezifischen Leitfähigkeit des Gewebes.
2. umgekehrt proportional zur Leitfähigkeit des Gewebes.
3. proportional zum spezifischen Widerstand des Gewebes.
4. proportional zum spezifischen Leitwert des Gewebes.

(A) Alle sind richtig.
(B) Nur 4. ist richtig.
(C) 1., 2. und 3. sind richtig.
(D) 1. und 3. sind richtig.
(E) 2. und 4. sind richtig.

7. Welche der folgenden Rechnungen sind grundsätzlich durchführbar?

1. 3,5 km + 1000 mm
2. 160 N · 17 mm
3. $\frac{160\ \text{V}}{15\ \text{A}}$
4. 13 J – 0,05 Nm

(A) Alle sind richtig.
(B) 1., 2. und 3. sind richtig.
(C) Nur 4. ist richtig.
(D) 2. und 4. sind richtig.
(E) 1. und 3. sind richtig.

8. Welche Aussagen über das elektrische Potenzial sind richtig?

1. Das elektrische Potenzial ist ein Vektor.
2. Wenn Ladungen auf Äquipotenzialflächen verschoben werden, wird maximale Arbeit verrichtet.
3. Die Einheit der Potenzialdifferenz ist Volt/Meter.
4. Die Richtung der elektrischen Feldstärke steht stets senkrecht zur Richtung der Isopotenziallinien (bzw. Isopotenzialflächen).

(A) 1., 2. und 3. sind richtig.
(B) Alle sind richtig.
(C) Nur 4. ist richtig.
(D) 1. und 3. sind richtig.
(E) 2. und 4. sind richtig.

9. Wie nennt man die Tabelle zur Darstellung aller möglichen Nukleon-Konfigurationen mit ihren dazugehörigen Zerfallsformen?

(A) Radioaktivitätsaufstellung
(B) Zerfallstabelle
(C) Elementardarstellung
(D) Periodensystem der Nuklide
(E) Nuklid-Karte

10. Für quantitative Aussagen werden für ionisierende Strahlung verschiedene Dosisbegriffe definiert. Welche Dosis berücksichtigt die biologische Wirksamkeit von ionisierender Strahlung?

(A) Die Energiedosis
(B) Die Energiedosisleistung
(C) Die Ionendosis
(D) Alle Dosisdefinitionen
(E) Die Äquivalentdosis

Notizen

11. Welche Teilchen haben ca. die gleiche Masse?

(A) Proton und Elektron
(B) Proton und Neutron
(C) Ganzer Atomkern und Elektron
(D) Photon und Neutron
(E) Elektron und Neutron

12. Welche der folgenden Einheiten sind Vektoren?

(A) Zeit
(B) Kraft
(C) Kilogramm
(D) Dichte
(E) Grad Celsius

13. Was ist ein Thermoluminiszenzdetektor?

1. Ein Messgerät, dass beim Auslesen Licht proportional zur Dosis aussendet
2. Ein Flüssigszintillationszähler
3. Ein Messgerät zur Bestimmung der Personendosis
4. Ein Gas-Ionisationsdetektor

(A) 1., 2. und 3. sind richtig.
(B) Alle sind richtig.
(C) Nur 4. ist richtig.
(D) 1. und 3. sind richtig.
(E) 2. und 4. sind richtig.

14. Welche Aussagen zum Thema Atombau sind richtig?

1. Die Massenzahl eines Atoms gibt etwa die Anzahl der Nukleonen an.
2. Die Masse eines Protons entspricht etwa der Masse eines Elektrons.
3. Die Kernladungszahl eines Atoms entspricht der Anzahl seiner Elektronen.
4. Die Anzahl der Neutronen in einem Atom ist immer gleich der Anzahl der Protonen.

(A) 1., 2. und 3. sind richtig.
(B) 1. und 3. sind richtig.
(C) 2. und 4. sind richtig.
(D) Nur 4. ist richtig.
(E) Alle sind richtig.

15. Ein Blutdruck von 120 mmHg systolisch entspricht wie vielen Pascal (Pa)?

(A) 16 kPa
(B) 120 Pa
(C) 120 kPa
(D) 60 Pa
(E) 10 Pa

16. Prüfe folgende Aussagen:

    1. Der Weg (physikalisch) ist ein Vektor.
    2. Die Hubarbeit ist ein Skalar.
    3. Die Geschwindigkeit ist ein Vektor.
    4. Die Zeit ist ein Skalar.

    (A) Nur 4. ist richtig.
    (B) Alle sind richtig.
    (C) 1. und 3. sind richtig.
    (D) 2. und 4. sind richtig.
    (E) 1., 2. und 3. sind richtig.

17. Was ist richtig zur Optik des Auges? Bei Nahakkomodation ...

    (A) ist die Brechkraft der Linse am geringsten.
    (B) ist der Ziliarmuskel angespannt.
    (C) ist der Ziliarmuskel entspannt.
    (D) ist die Linse abgeflacht.
    (E) sind die Zonulafasern angespannt.

18. Eine 20 Hz Schwingung wird vom Ohr noch als Ton empfunden. Wie groß ist die Periodendauer dieser Schwingung?

    (A) T = 200 ms
    (B) T = 50 ms
    (C) T = 20 ms
    (D) $T = \frac{1}{50}$ ms
    (E) $T = \frac{1}{20}$ ms

Aufgabenset 6

1. Wie ist elektrischer Widerstand definiert?

    (A) $R = \frac{U}{V}$
    (B) $\text{Elektrischer Widerstand} = \frac{\text{abfallende Spannung}}{\text{Stärke des fließenden Stroms}}$
    (C) $U = \frac{2}{V}$
    (D) $R = \frac{I}{U}$
    (E) $R = \frac{I}{A}$

2. Was besagt der 1. Hauptsatz der Wärmelehre?

    (A) S (Entropie) ist größer gleich 0.
    (B) Ein Perpetuum mobile 2. Art kann nicht erreicht werden.
    (C) $\Delta U = \Delta W + \Delta Q$
    (D) Energie kann verloren gehen.
    (E) Der absolute Nullpunkt kann nicht erreicht werden.

3. Aus was besteht die kosmische Strahlung hauptsächlich?

(A) Protonen
(B) Photonen
(C) Neutronen
(D) Elektronen
(E) Positronen

4. Wovon ist die Kraft abhängig?

(A) Betrag, Richtung, Angriffspunkt
(B) Vektor
(C) Richtung
(D) Gewicht
(E) Masse

5. Zwei Drähte gleichen Materials unterscheiden sich durch ihre Geometrie. Der dünne Draht hat 1 mm Durchmesser, der dicke 2 mm. Die Länge der beiden Drähte ist gleich. Welche Antwort zum Thema „Widerstand" trifft zu?

(A) Der Widerstand des dünnen Drahtes ist viermal so groß wie jener des dicken.
(B) Der Widerstand des dünnen Drahtes ist halb so groß wie jener des dicken.
(C) Beide Widerstände sind gleich groß, da gleiches Material verwendet wird.
(D) Der Widerstand des dicken Drahtes ist doppelt so groß wie jener des dünnen.
(E) Der Widerstand des dicken Drahtes ist acht Mal so groß wie jener des dünnen.

6. Was ist der Unterschied zwischen Schwingung und Welle?

(A) Es gibt keinen Unterschied.
(B) Die Welle breitet sich aus, die Schwingung breitet sich nicht aus.
(C) Die Schwingung breitet sich aus, die Welle breitet sich nicht aus.
(D) Die Welle kann sich sowohl longitudinal als auch transversal ausbreiten, die Schwingung kann sich nur transversal ausbreiten.
(E) Die Welle beschreibt die Phasenverschiebung der Schwingung.

7. Wie nennt man das erste Kirchhoff'sche Gesetz?

(A) Bambusregel
(B) Schleifenregel
(C) Wäulregel
(D) Knotenregel
(E) Maschenregel

8. Wie wird die Streuung elektromagnetischer Wellen bezeichnet?

(A) Compton-Streuung
(B) William Strutt-Streuung
(C) Thomson-Streuung
(D) Polarisation
(E) Rayleigh-Streuung

Notizen

9. Der Wert der Elektronenaffinität von Lithium (Li; –0,62) hat ein negatives Vorzeichen, der von Stickstoff (N; 0,07) ein positives. Was sagt das Vorzeichen bei der Elektronenaffinität aus?

(A) Elemente, die in einer Gruppe mit ungerader Nummerierung stehen, haben immer eine positive Elektronenaffinität.
(B) Elemente, die in einer Gruppe mit gerader Nummerierung stehen, haben immer eine negative Elektronenaffinität.
(C) Bei Lithium erfolgt die Elektronenaffinität exotherm, deshalb ist sie negativ. Bei Stickstoff erfolgt sie endotherm, deshalb ist sie positiv.
(D) Lithium und Stickstoff stehen in derselben Periode. Innerhalb einer Periode wir die Elektronenaffinität immer positiver. Da Stickstoff weiter rechts steht als Lithium, ist der Wert positiv.
(E) Bei Lithium erfolgt die Elektronenaffinität endotherm, deshalb ist sie negativ. Bei Stickstoff erfolgt sie exotherm, deshalb ist sie positiv.

10. Wie hoch ist der Gesamtwiderstand bei zwei in Serie geschalteten Widerständen und zusätzlich 2 parallel geschalteten Widerständen in Serie zu den anderen zwei Widerständen? Alle Widerstände haben 50 Ohm.

(A) Keine Antwort ist richtig.
(B) 200 Ohm
(C) 200000 m Ohm
(D) 150 Ohm
(E) 0,125 k Ohm

11. Welche Aussage/n zur Wellenoptik ist/sind korrekt?
Das Zerstreuungsbild ist

1. virtuell
2. aufrecht
3. seitenverkehrt
4. verkleinert
5. reell

(A) 3. und 4. sind richtig.
(B) 1., 2., 3. und 4. sind richtig.
(C) 1., 2. und 4. sind richtig.
(D) 2. und 3. sind richtig.
(E) 3., 4. und 5. sind richtig.

12. Die Stromdichte j …

1. ist die Stromstärke I multipliziert mit der Leiterquerschnittsfläche A.
2. ist die Stromstärke I dividiert durch die Leiterquerschnittsfläche A.
3. wird in Ampere mal Meter angegeben.
4. ist die entscheidende Größe für biologische Stromwirkungen.

(A) Nur 4. ist richtig.
(B) 2. und 4. sind richtig.
(C) 3. und 4. sind richtig.
(D) 1. und 3. ist richtig.
(E) 1. und 4. sind richtig.

Notizen

13. Bei einem mechanischen, schwingungsfähigen System (z. B. Federpendel) hängt die …

1. Eigenfrequenz von der Rückstellkraft ab.
2. Dämpfung von der Reibungskraft ab.
3. Eigenfrequenz von der Trägheit (Masse) des Systems ab.
4. Schwingungsenergie von dem Quadrat der Amplitude.

(A) Nur 4. ist richtig.
(B) Alle sind richtig.
(C) 1., 2. und 3. sind richtig.
(D) 1. und 3. sind richtig.
(E) 2. und 4. sind richtig.

14. Welche der unten stehenden Aussagen über den Kondensator sind richtig?

1. Der Kondensator ist ein Ladungsspeicher.
2. Seine Kapazität ist Ladungsmenge Q dividiert durch die Spannung U.
3. Seine Kapazität ist Ladungsmenge Q multipliziert mit der Spannung U.
4. Seine Kapazität wird in Joule angegeben.

(A) 2. und 4. sind richtig.
(B) Nur 4. ist richtig.
(C) 1. und 2. sind richtig.
(D) 1. und 3. sind richtig.
(E) 1., 2. und 4. sind richtig.

15. Welche Kraft hält den Atomkern zusammen?

(A) Elektronen
(B) Gravitationskraft
(C) Schwache Wechselwirkung
(D) Protonen
(E) Starke Wechselwirkung

16. Welche Größen der Translation (geradlinigen Bewegungen) und der Rotation entsprechen sich?

1. Kraft entspricht Drehmoment
2. Masse entspricht Trägheitsmoment
3. Weg entspricht Winkel
4. Impuls entspricht Drehimpuls

(A) 1. und 3. sind richtig.
(B) 2. und 4. sind richtig.
(C) Nur 4. ist richtig.
(D) 1., 2. und 3. sind richtig.
(E) Alle sind richtig.

17. Zwei Widerstände $R_1 = 60\ \Omega$ und $R_2 = 30\ \Omega$ sind parallel geschaltet. Wie groß ist der Gesamtwiderstand?

(A) $10\ \Omega$
(B) $15\ \Omega$
(C) $20\ \Omega$
(D) $30\ \Omega$
(E) $90\ \Omega$

18. Welche von den Folgenden ist eine Erhaltungsgröße?

(A) Beschleunigung
(B) Impuls
(C) Leistung
(D) Temperatur
(E) Arbeit

Aufgabenset 7

1. Welche der folgenden Aussagen über die Geschwindigkeiten ist/sind richtig?

1. Die Schallgeschwindigkeit in Luft beträgt $\frac{300\ \text{m}}{\text{s}}$
2. Die Schallgeschwindigkeit in Wasser/Gewebe beträgt etwa $\frac{500\ \text{m}}{\text{s}}$
3. Die Lichtgeschwindigkeit im Vakuum beträgt $\frac{3 \cdot 10^8}{\text{s}}$
4. Die Geschwindigkeit ist das Produkt aus Weg und Zeit

(A) 2. und 4. sind richtig.
(B) 1. und 3. sind richtig.
(C) 1., 2. und 3. sind richtig.
(D) Alle sind richtig.
(E) Nur 4. ist richtig.

2. Schaltet man vier Widerstände von 1 Ohm parallel, so folgt für den Gesamtwiderstand R:

(A) $\frac{1}{2\ \text{Ohm}}$
(B) 4 Ohm
(C) 2 Ohm
(D) 1 Ohm
(E) $\frac{1}{4\ \text{Ohm}}$

3. Welche Linse wird benötigt, um eine Kurzsichtigkeit auszugleichen?

(A) Asymmetrische Linse
(B) Konkavlinse
(C) Konvexlinse
(D) Zylinderlinse
(E) Sammellinse

4. Was ist für das Zustandekommen der Kernfusion besonders wichtig?

(A) Wirkungsquerschnitt
(B) Die Spinquantenzahl der zu fusionierenden Atomkerne
(C) Die Anzahl der Elektronen der zu fusionierenden Atome
(D) Die Summe der Ladungen der Atomkerne
(E) Verhältnis von Protonen zu Neutronen

5. Welche der folgenden Größen ist keine Grundgröße der Mechanik?

(A) Ort
(B) Geschwindigkeit
(C) Kraft
(D) Temperatur
(E) Impuls

6. Eine Sammellinse hat eine Brennweite von 20 cm. Ein Gegenstand wird 30 cm vor die Linse gestellt. Wo entsteht das Bild?
(vorzeichenkonforme Rechnung: „+“ = auf der Bildseite hinter der Linse)

(A) +12 cm
(B) +60 cm
(C) +90 cm
(D) −12cm
(E) −60 cm

7. Die Lithotripsie, d. h. Steinzertrümmerung, verwendet Stoßwellen. Welche Eigenschaften von Stoßwellen sind zur Steinzertrümmerung wichtig?

1. Reflexion bei Übergang in eine Materie mit hohem Schallwiderstand
2. Rascher Druckanstieg
3. Gute Fokussierbarkeit
4. Möglichst lange Wellenlänge

(A) 2. und 4. sind richtig.
(B) 1., 2. und 3. sind richtig.
(C) Nur 4. ist richtig.
(D) 1. und 3. sind richtig.
(E) Alle sind richtig.

8. Der Comptoneffekt, d. h. die Streuung eines Röntgen-Quants unter Änderung der Wellenlänge …

1. tritt als Beugung der Röntgenstrahlung an Kristallgittern in Erscheinung.
2. ist mit verantwortlich, dass Röntgenstrahlung beim Durchgang durch Materie geschwächt werden.
3. tritt nur auf, wenn die Energie des Röntgenquants größer ist als die Energie, die der doppelten Ruhemasse eines Elektrons entspricht.
4. spielt bei der Schwächung von Gammastrahlen eine Rolle.

(A) 2. und 4. sind richtig.
(B) 1., 2. und 3. sind richtig.
(C) Alle sind richtig.
(D) 1. und 3. sind richtig.
(E) Nur 4. ist richtig.

9. Eine Welle soll sich in einem Medium ausbreiten. Beim Übergang in ein Medium mit geänderter Ausbreitungsgeschwindigkeit entsteht …

(A) eine Beugung
(B) ein Interferenzmuster
(C) eine Frequenzänderung
(D) eine Auslöschung
(E) eine Brechung

10. Wo muss sich der Gegenstand befinden, damit eine Sammellinse kein Bild erstellt?

(A) kleiner 2f
(B) 2f
(C) 1f
(D) kleiner f
(E) kleiner 0.5f

11. Welche der folgenden Größen ist KEINE SI-Basiseinheit?

(A) Stoffmenge in mol
(B) Länge in m
(C) Masse in kg
(D) Lichtstärke in cd
(E) Kraft in N

12. Der Ohm'sche Widerstand R eines leitenden Körpers ist (wenn man thermische Effekte vernachlässigt) …

1. unabhängig von der Spannung U.
2. unabhängig von der Stromstärke I.
3. proportional zur Länge l des Leiters.
4. umgekehrt proportional zur Querschnittsfläche A des Leiters.

(A) Nur 4. ist richtig.
(B) 2. und 4. sind richtig.
(C) 1. und 3. sind richtig.
(D) 1., 2. und 3. sind richtig.
(E) Alles ist richtig.

13. Die Geschwindigkeit ändert sich, …

1. wenn sich der Betrag der Geschwindigkeit ändert.
2. nur wenn sich die Beschleunigung ändert.
3. wenn sich die Richtung der Geschwindigkeit ändert.
4. nur wenn sich Betrag und Richtung der Geschwindigkeit gleichzeitig ändern.

(A) 2. und 4. sind richtig.
(B) Alle sind richtig.
(C) Nur 4. ist richtig.
(D) 1. und 3. sind richtig.
(E) 1., 2. und 3. sind richtig.

14. Albert Einstein erhielt 1921 den Nobelpreis für Physik für seine Arbeit am äußeren photoelektrischen Effekt. Was genau passiert bei diesem Vorgang?

(A) Es werden Elektronen aus jeglicher Materie durch Bestrahlung mit Photonen herausgelöst.
(B) Es werden Photonen aus einer Halbleiter- oder Metalloberfläche durch Bestrahlung mit Elektronen herausgelöst.
(C) Es werden Photonen aus jeglicher Materie durch Bestrahlung mit Elektronen herausgelöst.
(D) Es werden Elektronen aus einer Halbleiter- oder Metalloberfläche durch Wärmestrahlung herausgelöst.
(E) Es werden Elektronen aus einer Halbleiter- oder Metalloberfläche durch Bestrahlung mit Photonen herausgelöst.

15. Welche Einheit hat die Lichtstärke?

(A) Lumen
(B) Candela
(C) Dezibel
(D) Joule
(E) Lux

16. Wie lautet die Bezeichnung der Einheit der Leistung?

(A) Wattsekunden
(B) Watt
(C) Volt
(D) Newtonmeter
(E) Joule

17. Welche Aussage/n sind zutreffend?

1. Bq (Becquerel) gibt die Zerfälle einer radioaktiven Substanz pro Sekunde an.
2. Gy (Gray) ist ein Maß für die Energiedosis, die ein Körper pro kg aufnimmt.
3. Bq (Becquerel) ist ein Maß für die Aktivität einer radioaktiven Quelle.
4. Sievert hat die Einheit J/kg.
5. Gy (Gray) hat die Einheit J/kg.

(A) 2., 3. und 5. sind richtig.
(B) 1., 2. und 3. sind richtig.
(C) 1., 3., 4. und 5. sind richtig.
(D) Alle sind richtig.
(E) 1., 2. und 5. sind richtig.

18. Die Periodendauer einer Schwingung hängt von folgenden(r) Größe(n) ab:

1. Amplitude
2. Ausbreitungsgeschwindigkeit
3. Wellenlänge
4. Frequenz

(A) 2. und 4. sind richtig
(B) 1., 2. und 3. sind richtig
(C) 1. und 3. sind richtig
(D) Nur 4. ist richtig
(E) alle sind richtig

Aufgabenset 8

1. Welche Strukturen bilden den optischen Apparat des Auges?

(A) Hornhaut, Linse, Glaskörper, Kammerwasser
(B) Hornhaut, Ziliarkörper, Linse, Glaskörper
(C) Lederhaut, Aderhaut, Ziliarkörper, Regenbogenhaut
(D) Lederhaut, Hornhaut, Linse
(E) Hornhaut, Linse, Glaskörper

2. Welche ist <u>KEINE</u> Einheit der Leistung?

(A) Newton · Meter
(B) Joule · Sekunde
(C) Watt
(D) Spannung · Stromstärke
(E) Widerstand · (Stromstärke)^2

3. Welche Aussagen zum Thema osmotischer Druck sind richtig?

1. Eine 0,3 M Lösung an NaCl und eine 0,2 M Lösung an Na_2CO_3 verursachen bei gleicher Temperatur denselben osmotischen Druck.
2. Eine 0,1 M Glucose-Lösung weist bei gleicher Temperatur einen höheren osmotischen Druck auf als 0,1 M Saccharose.
3. Bei 37 °C hat eine 0,3 M Lösung NaCl einen höheren osmotischen Druck als bei 25 °C.
4. Eine Lösung von Harnstoff mit der Konzentration $\frac{5\,g}{L}$ hat bei derselben Temperatur denselben osmotischen Druck wie eine Lösung von $\frac{5\,g}{L}$ Albumin.

(A) Nur 4. ist richtig.
(B) 2. und 4. sind richtig.
(C) 1., 2. und 3. sind richtig.
(D) 1. und 3. sind richtig.
(E) Alles ist richtig.

4. Das Wirksamwerden der Schwerkraft setzt folgende Eigenschaften der Materie voraus:

(A) Elektrische Neutralität
(B) Paramagnetismus
(C) Masse
(D) Kohäsion
(E) Den molekularen Aufbau

5. Welche der untenstehenden Größen sind Vektoren?

1. Weg (physikalisch)
2. Beschleunigung
3. Geschwindigkeit
4. Zeit

(A) 2. und 4. sind richtig.
(B) Alles ist richtig.
(C) 1., 2. und 3. sind richtig.
(D) Nur 4. ist richtig.
(E) 1. und 3. sind richtig.

6. Für die Berechnung des osmotischen Drucks, den Moleküle einer gelösten Substanz in großer Verdünnung erzeugen, muss man kennen:

1. Die Temperatur
2. Art und Größe der Teilchen
3. Die Anzahl der gelösten Teilchen pro Volumen
4. Die Art des Lösungsmittels

(A) 1., 2. und 3. sind richtig.
(B) Nur 4. ist richtig.
(C) Alles ist richtig.
(D) 2. und 4. sind richtig.
(E) 1. und 3. sind richtig.

7. Wie kann eine harmonische Schwingung beschrieben werden?

(A) Durch eine Logarithmusfunktion
(B) Durch eine Sinusfunktion
(C) Durch eine Exponentialfunktion
(D) Durch eine lineare Funktion
(E) Durch eine Wurzelfunktion

8. Welches Bild macht ein Planspiegel?

(A) Virtuelles Bild
(B) Kein Bild
(C) Ein verfärbtes Bild
(D) Ein verkleinertes reelles Bild
(E) Reelles Bild

9. Was trifft für eine Schwingung zu?

1. Man kann eine Ausbreitungsgeschwindigkeit angeben.
2. Man kann eine Frequenz angeben.
3. Man kann eine Wellenlänge angeben.
4. Man kann eine Amplitude angeben.

(A) 1. und 3. sind richtig.
(B) Alles ist richtig.
(C) Nur 4. ist richtig.
(D) 2. und 4. sind richtig.
(E) 1., 2. und 3. sind richtig.

10. Was ist die Einheit von Energie?

(A) Watt
(B) Joule
(C) Volt
(D) Ps
(E) Kalorien

11. Mit welchem Gegenstand lässt sich Alpha-Strahlung abschirmen?

(A) Blatt
(B) Eisen
(C) Ethanol
(D) Musik
(E) Blei

12. Was kann beim Übertritt einer Welle von einem Material zum anderen (an einer Grenzschicht) beobachtet werden?

(A) Die Welle wird immer gestreut.
(B) Die Ausbreitungsgeschwindigkeit kann sich ändern.
(C) Die Frequenz der Welle ändert sich.
(D) Die Amplitude der Welle bleibt immer gleich.
(E) Die Welle wird immer total reflektiert.

13. Wenn Materie in schwerelosem Zustand ist, funktioniert welches System NICHT mehr?

(A) Fernsehröhre
(B) Zentrifuge
(C) Senkwaage
(D) Elektrophorese
(E) Hydraulische Presse

14. Welche Ordnung für die Durchdringungsfähigkeit von Alpha-, Beta-minus- und Gamma-Strahlung gleicher Energie ist richtig? (kleinste Durchdringungsfähigkeit zuerst, größte zuletzt)

(A) Alpha, Beta, Gamma
(B) Beta, Alpha, Gamma
(C) Beta, Gamma, Alpha
(D) Gamma, Alpha, Beta
(E) Gamma, Beta, Alpha

15. Was trifft bezüglich der Wärmekapazität zu?

(A) $c = \frac{T}{Q}$
(B) $c = \frac{J}{m}$
(C) $c = \frac{J}{K}$
(D) Die spez. Wärmekapazität gibt an, wieviel Wärme einem Körper zugeführt werden muss, um seine Temperatur um 100 Grad zu erhöhen.
(E) c ist unabhängig von Material und Masse des Körpers.

16. Eine isotone Lösung …

1. muss durch ihren physiologischen Brennwert die verbrauchten Kalorien ersetzten können.
2. hat gleiche Osmolarität wie Blutplasma.
3. muss durch ihren physikalischen Brennwert die verbrauchten Kalorien ersetzen können.
4. kann bereits durch Auflösen von 9 g Kochsalz (NaCl) in 1 Liter reinem Wasser H_20 hergestellt werden.

(A) 2. und 4. sind richtig.
(B) 1. und 3. sind richtig.
(C) 1., 2. und 3. sind richtig.
(D) Nur 4. ist richtig.
(E) Alles ist richtig.

17. Wenn zwei Widerstände R_1 und R_2 parallel geschaltet werden, $R_1 > R_2$, dann gilt für den Wert des Gesamtwiderstandes R:

1. $R_1 > R > R_2$
2. $R < R_2 < R_1$
3. $R > R_1 > R_2$
4. $\frac{1}{R} = \frac{1}{R_1} + \frac{1}{R_2}$

(A) 1. und 3. sind richtig.
(B) 1., 2. und 3. sind richtig.
(C) 2. und 4. sind richtig.
(D) Alles ist richtig.
(E) Nur 4. ist richtig.

18. Welche der folgenden Größen hat am wenigsten mit der klassischen Newton'schen Mechanik zu tun?

(A) Ort
(B) Impuls
(C) Geschwindigkeit
(D) Kraft
(E) Temperatur

Aufgabenset 9

1. Welche Aussage stimmt mit dem nullten Hauptsatz der Wärmelehre überein?

(A) Der Wirkungsgrad einer Wärmekraftmaschine kann nicht größer als 100 % sein.
(B) Steht ein System A im thermischen Gleichgewicht mit einem System B, und steht gleichzeitig das System B im thermischen Gleichgewicht mit einem weiteren System C, so stehen auch die System A und C im thermischen Gleichgewicht.
(C) Ein Perpetuum mobile ist unmöglich.
(D) Energie kann nicht erzeugt oder vernichtet, sondern nur umgewandelt werden.
(E) Wärme geht niemals von selbst von einem Körper niederer Temperatur zu einem Körper höherer Temperatur über.

2. Welche der folgenden Aussagen über die Geschwindigkeiten ist/sind richtig?

1. Die Schallgeschwindigkeit in Luft beträgt $\frac{300 \text{ m}}{\text{s}}$
2. Die Schallgeschwindigkeit in Wasser/Gewebe beträgt etwa $\frac{1500 \text{ m}}{\text{s}}$
3. Die Lichtgeschwindigkeit im Vakuum beträgt $\frac{3 \cdot 10^8}{\text{s}}$
4. Die Geschwindigkeit ist das Produkt aus Weg und Zeit

(A) 2. und 4. sind richtig.
(B) 1. und 3. sind richtig.
(C) Nur 4. ist richtig.
(D) 1., 2. und 3. sind richtig.
(E) Alles ist richtig.

3. Das spezifische Gewicht eines Körpers ist definiert als:

   (A) $\frac{\text{Fallbeschleunigung}}{\text{Volumen}}$

   (B) $\frac{\text{Volumen}}{\text{Masse}}$

   (C) $\frac{\text{Molekulargewicht}}{\text{Volumen}}$

   (D) $\frac{\text{Masse}}{\text{Volumen}}$

   (E) $\frac{\text{Gewichtskraft}}{\text{Volumen}}$

4. Die Periodendauer kann folgendermaßen berechnet werden:

   (A) Ausbreitungsgeschwindigkeit multipliziert mit der Frequenz.
   (B) Frequenz dividiert durch die Ausbreitungsgeschwindigkeit.
   (C) Kehrwert der Frequenz.
   (D) Ausbreitungsgeschwindigkeit dividiert durch die Frequenz.
   (E) 2 mal Pi mal Frequenz.

5. Welche unten genannten Begriffe kann man auch als Nukleonen zusammenfassen?

   (A) Isotop
   (B) Proton und Neutron
   (C) Neutron
   (D) Positron
   (E) Proton

6. Wie viele Grad Celsius sind 300 Kelvin?

   (A) ca. 17
   (B) ca. 37
   (C) ca. 27
   (D) ca. 7
   (E) ca. 47

7. Welche der Antworten stimmt in Bezug auf die optischen Eigenschaften des Auges NICHT?

   (A) Der am stärksten lichtbrechende Teil des Auges ist die Hornhaut (ca. 43 Dioptrien).
   (B) Bei Weitsichtigkeit entsteht das Bild vor der Netzhaut.
   (C) Bei Weitsichtigkeit ist der Augapfel zu kurz.
   (D) Bei Kurzsichtigkeit entsteht das Bild vor der Netzhaut.
   (E) Bei Kurzsichtigkeit ist der Augapfel zu lang.

8. Die Spannung, die in einem galvanischen Element auftritt, ist abhängig von …

   1. den konjugierten Redoxpaaren, die das Element aufbauen.
   2. den Konzentrationen der Lösung.
   3. der Temperatur.
   4. dem Luftdruck.

(A) 2. und 4. sind richtig.
(B) 1. und 3. sind richtig.
(C) 1., 2. und 3. sind richtig.
(D) Nur 4. ist richtig.
(E) Alles ist richtig.

9. Der physikalische Begriff *Schwingung* ist mit dem Begriff *Welle* eng verknüpft. Was trifft zu?

(A) Schwingung und Welle ist das Gleiche.
(B) Die Welle ist die Auslenkung einer Schwingung.
(C) Die Welle ist die Ausbreitung einer Schwingung.
(D) Die Schwingung ist die Ausbreitung einer Welle.
(E) Die Schwingung ist die Auslenkung einer Welle.

10. Die Beziehung zwischen einwirkender Spannung und Dehnung lässt sich im Gültigkeitsbereich des Hook'schen Gesetzes beschreiben durch …

(A) eine Parabel
(B) zwei Geraden
(C) eine Exponentialfunktion
(D) eine Gerade mit konstantem Neigungswinkel
(E) eine Hyperbel

11. Die Energie einer Schallwelle …

1. ist vom Quadrat der Druck-Amplitude abhängig.
2. ist groß bei kleiner Frequenz.
3. ist vom Quadrat der Frequenz abhängig.
4. ist groß, wenn die Schallgeschwindigkeit klein ist.

(A) Nur 4. ist richtig.
(B) Alles ist richtig.
(C) 1. und 3. sind richtig.
(D) 2. und 4. sind richtig.
(E) 1., 2. und 3. sind richtig.

12. Mit welchem Buchstaben wird Arbeit abgekürzt?

(A) F
(B) H
(C) W
(D) P
(E) A

13. Was ist eine SI-Einheit?

(A) Celsius
(B) Gramm
(C) Candela
(D) Watt
(E) Volt

14. Wie lautet die Formel des Snellius'schen Brechungsgesetzes?

(A) $n_1 = \frac{n_2}{\sin\beta}$
(B) $n_1 \cdot \sin\beta = n_2$
(C) $\alpha = \beta$
(D) $\frac{n_1}{n_2} = \frac{\sin\alpha}{\sin\beta}$
(E) $\frac{n_1}{\sin\beta} = \frac{n_2}{\sin\alpha}$

15. Ein in der Natur spontan ablaufender Vorgang, bei dem Entropie entsteht, ist immer …

(A) irreversibel
(B) reversibel
(C) autonom
(D) energetisch
(E) endergonisch

16. Welche Einheit ist <u>KEINE</u> SI-Einheit?

(A) Candela
(B) Sekunde
(C) Kelvin
(D) Gramm
(E) Meter

17. Eine Induktionsspannung U …

1. tritt auf, wenn der magnetische Fluss mit der Zeit kleiner wird.
2. tritt auf, wenn der magnetische Fluss mit der Zeit größer wird.
3. ist so gerichtet, dass sie ihrer Ursache immer entgegenwirkt.
4. kann auch bei unveränderlichen Gleichstrom in der Spule auftreten.

(A) 1. und 3. sind richtig.
(B) Nur 4. ist richtig.
(C) 2. und 4. sind richtig.
(D) 1., 2. und 3. sind richtig.
(E) Alles ist richtig.

18. Welche der folgenden Aussagen über die Brechung ist/sind richtig?

1. Der Brechungsindex ist eine dimensionslose Größe.
2. Der Brechungsindex ist in gewöhnlichen Stoffen außer der Luft üblicherweise größer als 1.
3. Lichtstrahlen werden gebrochen, weil sich die Lichtgeschwindigkeit in Abhängigkeit der Dichte des Mediums verändert.
4. Als Brechungsindex bezeichnet man den Quotienten aus Lichtgeschwindigkeit im Vakuum und Lichtgeschwindigkeit im Medium.

(A) 1., 2. und 3. sind richtig.
(B) Alles ist richtig.
(C) Nur 4. ist richtig.
(D) 2. und 4. sind richtig.
(E) 1. und 3. sind richtig.

Aufgabenset 10

1. Welche der folgenden Beziehungen sind richtig:

   1. $\text{Energie}_{\text{kin}} = \text{Geschwindigkeit}^2 \cdot \text{Masse}$
   2. Masse · Beschleunigung = Kraft
   3. Beschleunigung = Geschwindigkeit · Zeit
   4. Masse · Geschwindigkeit = Impuls

   (A) 1. und 3. sind richtig.
   (B) Alles ist richtig.
   (C) 1., 2. und 3. sind richtig.
   (D) Nur 4. ist richtig.
   (E) 2. und 4. sind richtig.

2. Wie lautet die Formel für die Frequenz des Fadenpendels?

   (A) $2\pi \cdot \sqrt{\frac{g}{l}}$
   (B) $\frac{c}{\pi}$
   (C) $\frac{1}{2}\pi \cdot \sqrt{\frac{l}{g}}$
   (D) $\frac{1}{2}\pi \cdot \sqrt{\frac{g}{l}}$
   (E) $2\pi \cdot \sqrt{\frac{l}{g}}$

3. Wie viele Hauptsätze der Thermodynamik gibt es?

   (A) 3–4, abhängig von der Temperatur.
   (B) 4
   (C) 3
   (D) 2
   (E) 4–5, abhängig vom Druck.

4. Wodurch ist ein Reinstoff charakterisiert?

   1. Er besteht aus nur einem Element.
   2. Er besteht nur aus einer Phase
   3. Er besteht nur aus einer Atomsorte
   4. Er besteht nur aus einer Komponente

   (A) 2. und 4. sind richtig.
   (B) Alles ist richtig.
   (C) 1., 2. und 3. sind richtig.
   (D) Nur 4. ist richtig.
   (E) 1. und 3. sind richtig.

5. Eine Schwingung ist nur dann eine harmonische Schwingung, wenn …

   1. die Amplitude konstant bleibt.
   2. die Frequenz konstant bleibt.
   3. der zeitliche Verlauf der Auslenkung einer Sinus- bzw. Cosinus-Funktion gehorcht.
   4. die Frequenz der Amplitude proportional ist.

(A) 2. und 4. sind richtig.
(B) 1. und 3. sind richtig.
(C) 1., 2. und 3. sind richtig.
(D) Alles ist richtig.
(E) Nur 4. ist richtig.

6. Wenn bei der Drehung eines Hebels Arbeit verrichtet wird, so ist diese Arbeit bei konstantem Drehmoment …

(A) die Summe aus Kraft und Drehwinkel.
(B) umso kleiner, je rascher der Drehwinkel geändert wird.
(C) umso größer, je geringer der Drehwinkel geändert wird.
(D) das Produkt aus Kraft und Drehwinkel.
(E) das Produkt aus Drehmoment und Drehwinkel.

7. Vektoren sind …

1. durch Betrag und Richtung bestimmt.
2. grafisch als Pfeil darstellbar.
3. vektoriell addierbar und multiplizierbar.
4. z. B. eine Zeitdifferenz.

(A) 1., 2. und 3. sind richtig.
(B) 1. und 3. sind richtig.
(C) Alles ist richtig.
(D) 2. und 4. sind richtig.
(E) Nur 4. ist richtig.

8. Die Zentrifugalbeschleunigung a in einer Laborzentrifuge beträgt zunächst $9 \cdot g$ wobei $g = 10\frac{m}{s^2}$. Welcher Wert ergibt sich für a bei dreifach höherer Drehzahl der Zentrifuge?

(A) $81 \cdot g$
(B) $4^2 \cdot 81 \cdot g$
(C) $2 \cdot 81 \cdot g$
(D) $27 \cdot g$
(E) $2 \cdot 27 \cdot g$

9. Die von einem Gleichstrom verrichtete Stromarbeit W_{ARB} beträgt:

(A) $W_{ARB} = U \cdot I \cdot \cos(\alpha)$
(B) $W_{ARB} = U^2 \cdot I$
(C) $W_{ARB} = U \cdot I \cdot t^2$
(D) $W_{ARB} = \frac{U \cdot I}{t}$
(E) $W_{ARB} = U \cdot I \cdot t$

10. Wie lange benötigt ein Teilchen, das sich mit halber Lichtgeschwindigkeit $150000\ \frac{km}{s}$ ohne Wechselwirkung fortbewegt, um eine Entfernung von 30 cm zurückzulegen?

(A) 2 ns
(B) 50 ms
(C) 0,2 ms
(D) 500 ps
(E) 2 ms

11. Was versteht man unter destruktiver Interferenz?

(A) Wellenberg und Wellenberg gleichen sich aus.
(B) Wellental und Wellental addieren sich.
(C) Wellental und Wellenberg löschen sich gegenseitig aus.
(D) Eine Welle trifft auf ein Objekt.
(E) Es gibt keine destruktive Interferenz.

12. Ein Leiter der Länge 25 cm liegt senkrecht zu einem homogenen Magnetfeld von 0,40 T und führt einen Strom von 3,0 A. Wie groß ist die auf den Leiter wirkende Lorentzkraft?

(A) 0,03 N
(B) 0,12 N
(C) 0,30 N
(D) 0,48 N
(E) 3,0 N

13. Welche der folgenden Aussagen zum Thema Wärmelehre ist <u>NICHT</u> richtig?

(A) Materialien mit geringen Wärmeleitfähigkeiten sind gute Isolatoren.
(B) Wasser hat eine geringe Wärmeleitfähigkeit.
(C) Die Wärmekapazität gibt an, wie viel Energie benötigt wird, um einen Körper um 1 K zu erwärmen.
(D) Die Wärme fließt stets von warm zu kalt, bis ein Ausgleichszustand erreicht ist.
(E) Die Wärme ist eine Form der Energie und wird im SI-System in Kelvin angegeben.

14. Welche Zuordnung von Einheit und Größe ist in den Antworten korrekt?

(A) Leitfähigkeit, Ohm
(B) Ladung, Siemens
(C) Widerstand, Ohm
(D) Stromstärke, Volt
(E) Brechkraft, Becquerel

15. Welcher Zusammenhang zwischen Volumenstromstärke (I), Strömungswiderstand (R) und Druckdifferenz (DP) ist richtig?

(A) $I \cdot R = DP$
(B) $I \cdot DP = R$
(C) $\frac{I}{R} = DP$
(D) $\frac{R}{I} = DP$
(E) $I \cdot R^2 = DP$

16. Der physikalische Brennwert eines Nahrungsmittels …

1. entspricht immer dem physiologischen Brennwert.
2. kann in Joule, nicht aber in Kalorien angegeben werden.
3. wird zum Kennzeichnen des Nährwerts von Nahrungsmitteln verwendet.
4. kann in Joule angegeben werden.

(A) 1. und 3. sind richtig.
(B) 2. und 4. sind richtig.
(C) Nur 4. ist richtig.
(D) Alles ist richtig.
(E) 1., 2. und 3. sind richtig.

17. Folgende Aussagen über einen Atomkern sind richtig:

1. Die Ordnungszahl ist gleich der Zahl der Protonen.
2. Die Neutronenzahl ist gleich der Massenzahl, vermindert um die Ordnungszahl.
3. Die Massenzahl ist gleich der Zahl der Nukleonen.
4. Der Atomkern ist elektrisch neutral.

(A) 2. und 4. sind richtig.
(B) 1. und 3. sind richtig.
(C) Alles ist richtig.
(D) 1., 2. und 3. sind richtig.
(E) Nur 4. ist richtig.

18. Welche der folgenden Wellen können nicht polarisiert werden?

(A) Licht
(B) Seismische Wellen
(C) Seilwellen
(D) Schallwellen in einem Gas
(E) Radiowellen

KAPITEL

5 Mathematik

Fokus-Themen Mathematik

Beim altfragenorientierten Lernen solltest du den Fokus auf die Funktionen legen, da hier jährlich ca. 25 % der Fragen gestellt werden. Außerdem gibt es oft Fragen zur Geometrie. Seit der Einführung des Stichworts *Vektorrechnung* werden auch jedes Jahr mindestens eine oder zwei Fragen dazu gestellt.

Stichwortliste Mathematik, gestaffelt nach den häufigsten Prüfungsthemen

Stichwort	Prozentsatz
Funktionen	25 %
Geometrie	22 %
Algebra	19 %
Einheiten	19 %
Zehnerpotenzen	14 %
Vektorrechnung	12 %

Die häufigsten Altfragen in der Mathematik

Thema	Häufigkeit
• Volumen- und Oberflächenveränderung einer Kugel bei Veränderung seines Radius	7× geprüft
• Schlussrechnungen mit dem Bestimmen einer Menge X aufgrund des Verhältnisses der Menge X mit der Gesamtmenge • Vektorsubtraktion	6× geprüft
• Erkennen einer exponentiellen Zerfallsgleichung anhand eines Graphen • Schlussrechnungen mit dem Bestimmen einer Menge X aufgrund des Verhältnisses der Menge X mit der Gesamtmenge • Einfache Variablengleichung umformen	4× geprüft
• Vorsilbe Pico • Anwendung diverser Potenzregeln • Einfachste Aufgaben zur Prozentrechnung • Verhalten von Sinus und Cosinus bei verschiedenen Gradzahlen • Log (0.1) • Erkennen von Funktionen anhand des Graphen • Vektorberechnung zwischen zwei Punkten	3× geprüft

Notizen

Lern den Stoff mit
Band 1 „MedAT Lernskript für den BMS“

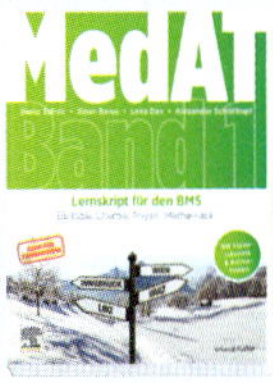

5.1 Die 10 häufigsten Altfragen des Mathe-Teils des BMS

Kugel (Volumenänderung) (7 × geprüft)

1. Der Radius einer Kugel werde verdoppelt. Wie verändert sich ihr Volumen?

(A) Wird halb so groß
(B) Bleibt gleich
(C) Wird 2-mal so groß
(D) Wird 4-mal so groß
(E) Wird 8-mal so groß

Richtige Antwort: E) Wird 8-mal so groß

Erklärung:
Das Kugelvolumen lautet $V=\frac{4}{3}\cdot\pi\cdot r^3$. Ersetzt man r durch 2r, ergibt sich

$$V_{neu}=\frac{4}{3}\cdot\pi\cdot(2r)^3=\frac{4}{3}\cdot\pi\cdot 8r^3=8\cdot V_{alt}$$

Die Abhängigkeit vom Radius ist kubisch; eine Verdopplung vervielfacht das Volumen also exakt um den Faktor $2^3=8$

Vektorsubtraktion (7 × geprüft; zuletzt 2025)

2. Gegeben sind

$$\vec{a}=\begin{pmatrix}4\\-1\\2\end{pmatrix},\ \vec{b}=\begin{pmatrix}-3\\5\\1\end{pmatrix}$$

Wie lautet $\vec{a}-\vec{b}$?

(A) $(7,\ -6,\ 1)^T$
(B) $(1,\ 4,\ 1)^T$
(C) $(7,\ -4,\ 3)^T$
(D) $(-7,\ 6,\ -1)^T$
(E) $(1,-6,\ 3)^T$

Richtige Antwort: A)

Erklärung:
Subtraktion komponentenweise:
- x-Komponente: 4 – (–3) = 7
- y-Komponente: –1 – 5 = –6
- z-Komponente: 2 – 1 = 1

Damit erhält man den Resultatsvektor $(7,-6,1)^T$; nur Option A) stimmt exakt.

Dreisatz/Proportion (5 × geprüft; zuletzt 2025)

3. 20 % einer Lösung entsprechen 150 ml. Wie viel Milliliter sind 35 %?

(A) 200 ml
(B) 225 ml
(C) 262,5 ml
(D) 275 ml
(E) 300 ml

Richtige Antwort: C) 262,5 ml

Erklärung:
Gesamtvolumen berechnen

$$\frac{150\,\text{ml}}{0,20} = 750\,\text{ml}$$

Gesuchte Teilmenge

$$0,35 \cdot 750\ \text{ml} = 262,5\ \text{ml}$$

Typischer Prüfpunkt – Verhältnisrechnen, Prozentwert ↔ Grundwert ↔ Prozentsatz.

Exponentieller Zerfall erkennen (4 × geprüft)

4. Eine Substanz halbiert ihre Menge genau alle 10 s (100 → 50 → 25). Welche Modellgleichung beschreibt N(t) korrekt?

(A) $N(t) = 100 \cdot e^{-0,035t}$
(B) $N(t) = 100 \cdot e^{-0,069t}$
(C) $N(t) = 100 \cdot e^{-0,010t}$
(D) $N(t) = 100 \cdot 0,5^{\frac{t}{5}}$
(E) $N(t) = 100 \cdot 0,5^{\frac{t}{10}}$

Richtige Antwort: E)

Erklärung:
Halbwertszeitform $N(t) = N_0 \cdot 0,5^{t/T_{\frac{1}{2}}}$.

Einsetzen $T_{\frac{1}{2}} = 10\ \text{s}$

→ Potenzeinwand $\frac{0,5\,t}{100,5^{t/10}} \cdot \frac{0,5t}{10}$

Vergleich zur e-Schreibweise $k = \frac{\ln 2}{10s} \approx 0,069 s^{-1}$.

Option B verwendet denselben Zerfall, aber in natürlicher Exponentialform – formal auch richtig, doch Aufgabensteller prüfen meist die 0,5-Potenz.
Distraktoren A) k halbiert → falsche Halbwertszeit, C) vernachlässigbar kleiner k, D) halbiert schon nach 5 s.

Variable umformen (4 × geprüft)

5. Lösen Sie $3(x-2) = 2(4-x)$ nach x auf.

(A) $x = -2$
(B) $x = 0$
(C) $x = \frac{14}{5}$
(D) $x = 3$
(E) $x = 4$

Richtige Antwort: C) $x = \frac{14}{5}$

Erklärung:
Schrittfolge:
Ausmultiplizieren:

$$3x - 6 = 8 - 2x$$

x-Terme zusammenführen:

$$3x + 2x = 8 + 6 \Rightarrow 5x = 14$$

Division:

$$x = \frac{14}{5} = 2,8$$

Durch bewusstes Nicht-Runden erkennt man, dass keine ganzzahlige Lösung angezeigt wird.

Vorsatz „Pico“ (3 × geprüft)

6. Welche Potenz stellt der Vorsatz pico dar?

(A) 10^{-6}
(B) 10^{-9}
(C) 10^{-10}
(D) 10^{-12}
(E) 10^{-15}

Richtige Antwort: D) 10^{-12}

Erklärung:
Reihenfolge der „Kleinen“: milli (–3), micro (–6), nano (–9), pico (–12), femto (–15)

Potenzregeln (3 × geprüft)

7. Vereinfachen Sie $a^3 \cdot a^{-5} \cdot a^2$

(A) a^0
(B) a^{-2}
(C) a^{-1}
(D) a^4
(E) a^6

Richtige Antwort: A) a^0

Erklärung:
Exponentengesetz:

$$a^m \cdot a^n = a^{m+n}$$

Summe der Exponenten:

$$3+(-5)+2=0$$

Ergebnis:

$$a^0$$

Für jede Basis $a \neq 0$ gilt $a^0 = 1$.
Distraktoren zeigen typische Rechenfehler: einmal subtrahieren statt addieren (–2), Scheu vor Exponent 0 (–1), falsches Vorzeichen (4,6).

Sinus-Cosinus-Grundwerte (3 × geprüft)

8. Welche Aussage bezüglich trigonometrischer Funktionen ist zutreffend?

(A) $\sin 0° = 1$
(B) $\cos 90° = 0$
(C) $\sin 180° = 1$
(D) $\cos 0° = 0$
(E) $\sin 90° = 0{,}5$

Richtige Antwort: B) $\cos 90° = 0$

Erklärung:

Winkel	sin	cos
0°	0	1
90°	1	0
180°	0	–1

Damit ist nur cos 90° = 0 korrekt; alle anderen Aussagen verdrehen Werte oder Funktionen.

Notizen

Logarithmus (3 × geprüft)

9. Wie groß ist $\log_{10}(0{,}1)$?

(A) -3
(B) -2
(C) -1
(D) 0
(E) 1

Richtige Antwort: C) -1

Erklärung:
Definition:

$$\log_{10}(x) = y \Leftrightarrow 10^y = x$$

Gesucht y mit

$$10^y = 0{,}1 = 10^{-1}$$

$\Rightarrow y = -1$
Typische Einstiegskontrolle zu Zehnerlogarithmen.

Funktion am Graphen erkennen (4 × geprüft; zuletzt 2025)

10. Die folgende Abbildung stellt eine unbekannte Funktionskurve im Bereich $0{,}1 \le x \le 4$ dar.

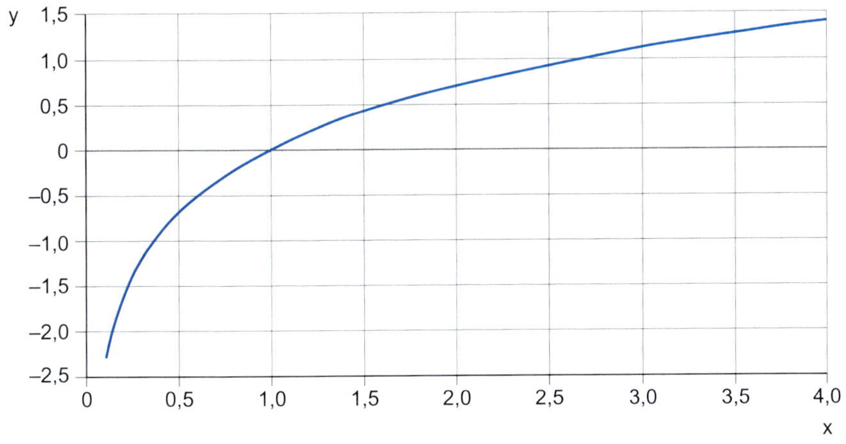

[L143]

Welche Funktionsgleichung beschreibt diese Kurve am besten?

(A) $y = x^2 - 1$
(B) $y = \sqrt{x}$
(C) $y = \frac{1}{x}$
(D) $y = \ln x$
(E) $y = 2 - x$

Richtige Antwort: D) $y = \ln x$

Notizen

Erklärung:
Startverhalten:
Für $x \to 0^+$ gilt $\ln x \to -\infty$
Das erklärt, warum die Kurve links unten (weit im Negativen) beginnt – genau das zeigt die Abbildung.
Nullstelle:
Die Gleichung $\ln x = 0$ hat die Lösung $x = 1$, denn $e^0 = 1$.
Im Plot schneidet die Kurve die x-Achse exakt bei $x = 1$; keine der anderen Funktionskandidaten besitzt diese Nullstelle (zum Beispiel: $\sqrt{x}$ schneidet nur bei $x = 0, x^2 - 1$ bei $x = \pm 1$).
Steigungsverhalten:
Das Steigungsverhalten der gezeigten Kurve lässt sich am besten anhand der Ableitung beschreiben. Für den natürlichen Logarithmus gilt

$$\frac{d}{dx}\ln x = \frac{1}{x}$$

Diese Ableitung ist für jedes $x > 0$ positiv, weshalb $\ln x$ überall rechts des Ursprungs streng ansteigt. Zugleich nimmt der Wert $\frac{1}{x}$ bei wachsendem x stetig ab und strebt für $x \to \infty$ gegen 0. Entsprechend flacht die Logarithmuskurve immer weiter ab – genau das erkennt man im rechten Teil des Plots.
Betrachtet man die übrigen vorgeschlagenen Funktionen, erfüllen sie das beobachtete Verhalten nicht:

- Die quadratische Kurve $y = x^2 - 1$ wächst viel schneller als linear; ihr Verlauf liegt im dargestellten Bereich vollständig oberhalb der x-Achse.
- Die Gerade $y = 2 - x$ hat eine konstante negative Steigung und fällt daher, während die beobachtete Kurve steigt.
- Die Hyperbelfunktion $y = \frac{1}{x}$ ist ebenfalls fallend, denn ihre Ableitung lautet $-\frac{1}{x^2}$.
- Die Wurzelfunktion $y = \sqrt{x}$ beginnt zwar im Ursprung, liegt aber bereits für $x > 0$ oberhalb der x-Achse und besitzt keine Nullstelle bei $x = 1$.

Nur der natürliche Logarithmus erfüllt alle vier charakteristischen Eigenschaften:

1. Er hat die Nullstelle $(1, 0)$.
2. Er steigt für $x > 0$ streng monoton an.
3. Sein Anstieg wird mit zunehmendem x immer flacher.
4. Für $x \to 0^+$ fällt ln x steil ins Negative.

Daher beschreibt allein die Gleichung

$$y = \ln x$$

die dargestellte Kurve korrekt.

5.2 5 schwierige Mathe-Aufgaben

Extremwert ohne Ableitung

1. Für welches Ganze n wird das Produkt $n \cdot (20 - n)$ maximal?

(A) 6
(B) 8
(C) 10
(D) 12
(E) 14

Richtige Antwort: C) 10

Erklärung:
Symmetrie-Gedanke:
Setzt man in das Produkt n und danach $20 - n$ ein, erhält man denselben Wert (z. B. $3 \cdot 17 = 17 \cdot 3$). Das Maximum muss deshalb genau in der Mitte des Intervalls liegen – also bei n = 10.
Vergleich der Nachbarwerte:
n = 9: Produkt $9 \cdot 11 = 99$
n = 10: Produkt $10 \cdot 10 = 100$
n = 11: Produkt $11 \cdot 9 = 99$
Das Produkt fällt links und rechts des Mittelpunkts sofort wieder ab.
Quadratische Sicht:
Wer möchte, kann das Produkt als $-n^2 + 20n$ schreiben: eine nach unten geöffnete Parabel mit Scheitelpunkt bei $n = \frac{-b}{2a} = 10$. Damit liegt das Maximum eindeutig bei Antwort C.

Vierstellige PIN ohne Wiederholung

2. Wie viele vierstellige PIN-Codes aus den Ziffern 0 bis 9 enthalten keine Wiederholung?

(A) 3024
(B) 3600
(C) 4536
(D) 5040
(E) 9000

Richtige Antwort: A) 3024

Erklärung:
Erste Stelle (Tausender): darf nicht Null sein, damit es wirklich eine vierstellige Zahl ist.
Möglichkeiten: 1 ... 9 → 9.
Zweite Stelle: Null ist jetzt erlaubt, die eben genutzte Ziffer jedoch nicht → 9 Möglichkeiten übrig.
Dritte Stelle: zwei Ziffern sind schon vergeben → 8.
Vierte Stelle: drei Ziffern sind vergeben → 7.
Multiplikation der unabhängigen Auswahlstufen:

$$9 \cdot 9 \cdot 8 \cdot 7 = 3024$$

Fehlerquellen bei den Distraktoren:
3600 oder 4536 entstehen, wenn man Null bei der ersten Stelle zulässt oder die Reihenfolge der Schritte verwechselt.
5040 zählt fälschlich alle „9 8 7 6“ ohne die Null-Regel.
9000 ignoriert das Verbot der Wiederholung völlig ($10 \cdot 9 \cdot 10 \cdot 10$).

Logik & De-Morgan-Gesetz (4 × geprüft)

3. P: „Alle Studenten lernen Chemie.“
Q: „Manche Studenten lernen Physik.“
Welche Kombination ist logisch äquivalent zu Nicht (P oder Q)?

(A) P und Q
(B) P und Q
(C) P oder Q
(D) P oder Q
(E) P und Q

Richtige Antwort: A) P und Q

Erklärung:
De Morgan anwenden:
Die Negation eines ODER wird zu einem UND – mit negierten Teilaussagen:
$(P \vee Q) \equiv (P) \wedge Q$
Inhaltlich übersetzen:
P = „Nicht alle Studenten lernen Chemie“ (also mindestens einer nicht).
Q = „Mindestens einige Studenten lernen Physik“.
Vergleicht man das mit der Auswahl, scheint Antwort B zu passen – aber Achtung:
Knackpunkt beim Allquantor:
Die Formulierung „Alle Studenten lernen Chemie“ bedeutet in der Logik: Für jede Person gilt diese Eigenschaft. Die Negation lautet: „Es gibt mindestens einen Studenten, der nicht Chemie lernt.“ Im Alltagstext kann das zu Missverständnissen führen. Viele Testfragen drehen daher die Blickrichtung: Statt „P und Q“ wird nach der strengeren Bedingung gefragt, dass zugleich alle Chemie lernen und außerdem einige Physik lernen – das ist nur mit „P und Q“ (A) erfüllt.
Distraktor-Analyse:
B) verdreht P und P.
C) und D) verwechseln ODER mit UND.
E) verletzt die geforderte Negation (zweites an falscher Stelle).

Nettopreis aus Brutto

4. Ein Medikament kostet inklusive 8 % Umsatzsteuer 27 €. Wie hoch ist der Nettopreis?

(A) 24,50 €
(B) 24,84 €
(C) 25,00 €
(D) 25,50 €
(E) 25,92 €

Richtige Antwort: B) 24,84 €

Erklärung:
Prozent-Logik: Brutto = Netto · 1,08.
Umstellen: Netto = 27 € / 1,08.
Kopfrechnung: 108 % liegt knapp über 100 %; man kann 27 € durch 108 teilen und mit 100 multiplizieren oder einfach die Division ausführen (Taschenrechner liefert 24,84 €).
Wer fit im Kopfrechnen ist, merkt:
10 % von 27 € sind 2,70 €, also 8 % ≈ 2,16 €. 27 € – 2,16 € = 24,84 €.
Das passt exakt zu Option B.

Mittelwertgrenze bei fünf Werten

5. Vier Werte einer Stichprobe sind 3, 7, 11, 15. Der Mittelwert aller fünf Werte soll unter 12 bleiben. Welchen größten ganzzahligen Wert darf die fünfte Beobachtung höchstens haben?

(A) 14
(B) 17
(C) 19
(D) 21
(E) 23

Richtige Antwort: C) 19

Erklärung:
Mittelwert-Grenze
Durchschnitt < 12 ⇒ Gesamtsumme < 5 · 12 = 60.
Bisherige Summe
3 + 7 + 11 + 15 = 36.
Der fünfte Wert darf also höchstens 60 – 36 = 24 ergeben, sonst wäre der Mittelwert 12 oder höher.
Feinschliff mit „größte ganze Zahl“
Schon 24 selbst würde den Mittelwert exakt 12 machen, nicht darunter. Man muss also kleiner bleiben.
Bei 23: Summe 59 → Ø = 11,8 (< 12)
Bei 21: Summe 57 → Ø = 11,4
Bei 19: Summe 55 → Ø = 11,0
19 ist die größte angebotene Option, die die Bedingung noch erfüllt; 21 wäre zwar auch zulässig, wird hier jedoch nicht angeboten – daher ist C die gesuchte Grenze.
(Distraktoren 14 und 17 verändern den Durchschnitt kaum, bringen aber kein Maximum; 23 liegt an der oberen Kante, ist aber schlechter als 19 in Bezug auf „größtmöglich unter 12“.)

5.3 10 × 12 Übungsfragen

Aufgabenset 1

1. $e^{3 \cdot \ln(5)} =$

(A) 125
(B) 25
(C) 5
(D) 625
(E) Keine der Antwortmöglichkeiten ist korrekt.

LÖSUNGEN

https://www.elsevier.com/books-and-journals/book-companion/9783437413636

Notizen

2. Die folgende Abbildung zeigt den maßstabsgetreuen Grundriss eines L-förmigen Lagerraums. Alle Maßangaben sind in Metern angegeben. Wie groß ist die Fläche des dargestellten Lagerraums?

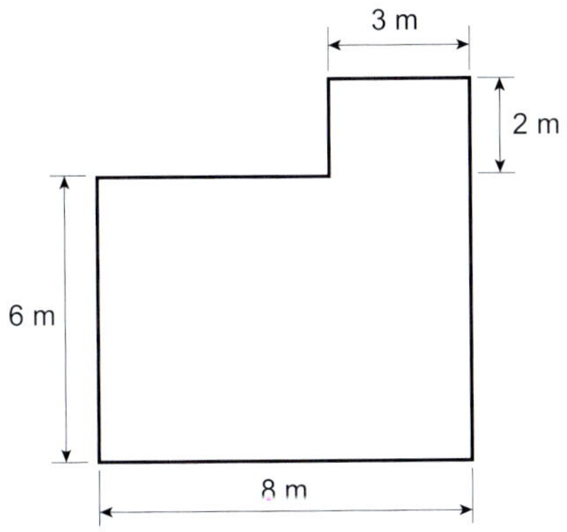

[L143]

(A) 36 m^2
(B) 42 m^2
(C) 44 m^2
(D) 48 m^2
(E) 54 m^2

3. Wie viel sind 1 Liter umgerechnet in m^3?

(A) 10 m^3
(B) 0,001 m^3
(C) 1 m^3
(D) 100 m^3
(E) 0,1 m^3

4. Eine Kerze ist 25 cm hoch. Wenn 95 % davon niedergebrannt sind, erlischt sie. Pro Stunde brennt sie um 1,5 cm ab. Wie viele Stunden müssen ca. vergehen, damit sie die Hälfte ihrer Gesamtbrenndauer erreicht hat?

(A) 6 Stunden
(B) 7,9 Stunden
(C) 12 Stunden
(D) 5,5 Stunden
(E) 25 Stunden

5. Wie viel Promille sind ein Prozent?

(A) 0,01
(B) 0,001
(C) 0,1
(D) 10
(E) 100

6. Wie vielen Pikometern entsprechen 20 Nanometer?

(A) 20000
(B) 20000000
(C) 0,000002
(D) 0,02
(E) 2

7. Eine Zelle hat ein Volumen von 600 Kubikmikrometer. In Kubikmeter ausgedrückt sind das:

(A) $6 \cdot 10^{-16}$ m^3
(B) $6 \cdot 10^{-12}$ m^3
(C) $6 \cdot 10^{-18}$ m^3
(D) $6 \cdot 10^{-20}$ m^3
(E) $6 \cdot 10^{-14}$ m^3

8. Die Ableitung der Funktion (e^n) ist …

(A) gleich sich selbst
(B) e^{n-1}
(C) Umkehrbruch
(D) $n \cdot e^{n-1}$
(E) $-e^n$

9. log (0,0001) =

(A) −1
(B) −3
(C) 1
(D) 4
(E) −4

10. Ein zylindrischer Stab mit der Länge L, dem Radius R und einem Torsionsmodul G wird durch ein Drehmoment M auf Torsion beansprucht. Welche der folgenden Aussagen sind richtig?

1. Der Torsionswinkel ist indirekt proportional zum Radius.
2. Der Torsionswinkel ist direkt proportional zu L und M.
3. Der Torsionswinkel ist proportional zum Torsionsmodul.
4. Eine Vergrößerung des Stabdurchmessers auf das 3-fache führt zu einer Verringerung des Drehwinkels um einen Faktor 81.

(A) Alle sind richtig.
(B) 1., 2. und 3. sind richtig.
(C) Nur 4. ist richtig.
(D) 1. und 3. sind richtig.
(E) 2. und 4. sind richtig.

11. Welche Aussage zur Sinuskurve ist korrekt?

(A) Geht durch den Ursprung
(B) Geht durch 3
(C) Geht durch 1
(D) Geht durch 5
(E) Geht durch 8

12. Was ist die SI-Einheit für Zeit?

(A) Stunde
(B) Tag
(C) Minute
(D) Sekunde
(E) Millisekunde

Aufgabenset 2

1. Die Fläche eines Quadrats mit der Seitenlänge 5 cm ist wie groß?

   (A) 20 cm^3
   (B) 50 cm^3
   (C) 25 cm^3
   (D) 30 cm^3
   (E) 40 cm^3

2. Wofür steht die Vorsilbe Piko?

   (A) 10^{-12}
   (B) 10^{-15}
   (C) 10^{-6}
   (D) 10^{-3}
   (E) 10^{-9}

3. Wieviel g H_2O bildet sich maximal aus 4 g H_2 (relative atomare Masse von H = 1, O = 16)?

   (A) 18 g
   (B) 36 g
   (C) 32 g
   (D) 4 g
   (E) 34 g

4. Gegeben seien 3,6 Minuten. Wie vielen Stunden entspricht diese Minutenanzahl?

   (A) 0,006
   (B) 0,04
   (C) 0,06
   (D) 0,4
   (E) 0,6

5. Welche der folgenden Aussagen zu Funktionen lässt bzw. lassen sich <u>NICHT</u> ableiten?

   1. Die Punktsteigung erhält man durch das Ableiten der Ursprungsfunktion.
   2. Die Ableitung des (cos(x) = -sin(x)).
   3. Dic Steigung an Hoch- und Tiefpunkt (Extremwerte) ist 0.

   (A) Nur Aussage 3 lässt sich nicht ableiten.
   (B) Nur die Aussagen 1 und 2 lassen sich nicht ableiten.
   (C) Nur Aussage 2 lässt sich nicht ableiten.
   (D) Nur Aussage 1 lässt sich nicht ableiten.
   (E) Alle Aussagen lassen sich ableiten.

6. log(100000) =

   (A) 3
   (B) 2
   (C) 1
   (D) 5
   (E) 4

7. Wenn du von einer Zahl drei Viertel von sich selbst abziehst und das Ergebnis durch vier dividierst, erhältst du drei. Welche Zahl ist gesucht?

(A) 42
(B) 24
(C) 48
(D) 28
(E) 12

8. log(100) =

(A) 1
(B) 2
(C) 3
(D) 0
(E) 4

9. Wofür steht die 4 in $f(x)=4x+5 \cdot 5$?

(A) Steigung der Gerade
(B) Schnittpunkt mit der y-Achse
(C) Schnittpunkt mit der x-Achse
(D) Schnittpunkt des Graphen durch den Punkt (4,1)
(E) Wendestelle

10. Wie berechnet man das Volumen einer Kugel?

(A) $4\pi r^2$
(B) $2\pi r$
(C) $\frac{4}{3} \cdot \pi \cdot r^3$
(D) $\frac{\pi}{r^4}$
(E) πr^2

11. Ein Pflegeheim verbraucht pro Woche durchschnittlich 12 Packungen zu je 20 Tabletten eines bestimmen Medikaments. Die Pharmafirma stellt nun die Packungsgröße auf 16 Tabletten pro Packung um. Wie viele Packungen muss jetzt für einen 2-wöchigen Vorrat bestellt werden?

(A) 9
(B) 12
(C) 28
(D) 15
(E) 30

12. Ein Medikament soll mit 5 mg/kg Körpergewicht verabreicht werden. Der Patient wiegt 68 kg. Die flüssige Zubereitung enthält 20 mg/mL. Wie viel Milliliter müssen injiziert werden?

(A) 14 mL
(B) 15 mL
(C) 17 mL
(D) 20 mL
(E) 34 mL

Notizen

Aufgabenset 3

1. Wie groß ist die Länge eines Quaders, wenn dieser ein konstantes Volumen a besitzt, die Länge der Grundfläche doppelt so breit ist wie die Breite und die Höhe ein Drittel der Länge?

(A) $l = 3a$
(B) $l = \frac{1}{a}$
(C) $l = a^3$
(D) l = Wurzel a
(E) l = 3. Wurzel von 6a

2. Ein zylindrischer Stab mit der Länge L, dem Radius R und einem Torsionsmodul G wird durch ein Drehmoment M auf Torsion beansprucht. Welche der folgenden Aussagen sind richtig:

1. Der Torsionswinkel ist indirekt proportional zum Radius.
2. Der Torsionswinkel ist direkt proportional zu L und M.
3. Der Torsionswinkel ist proportional zum Torsionsmodul.
4. Eine Vergrößerung des Stabdurchmessers auf das 3-Fache führt zu einer Verringerung des Drehwinkels um einen Faktor 81.

(A) 1. und 3. sind richtig.
(B) Alle sind richtig.
(C) Nur 4. ist richtig.
(D) 1., 2. und 3. sind richtig.
(E) 2. und 4. sind richtig.

3. Zu welcher Zahl gehört das Präfix „Mega“?

(A) 10^6
(B) 10^{-6}
(C) 10^{12}
(D) 10^9
(E) 10^{-9}

4. In einem Mol eines Gases sind ca. $0{,}6 \cdot 10^{24}$ Teilchen enthalten. Bei Verdünnung auf 1 Millionstel sind das immer noch:

(A) $0{,}006 \cdot 10^{21}$
(B) $600 \cdot 10^{15}$
(C) $6 \cdot 10^{16}$
(D) $0{,}6 \cdot 10^{17}$
(E) $0{,}6 \cdot 10^{12}$

5. Was ist das Ergebnis von $\sin(x)^2 \cdot \cos(x)^2 =$

(A) $\tan(x)^2$
(B) 1
(C) acrsin(x)
(D) 0
(E) pi

6. log(1000) =

(A) 1
(B) 3
(C) 4
(D) 2
(E) 0

7. Wie verhält sich die Kreisfläche, wenn sich der Radius verdoppelt?

(A) Die Kreisfläche wird unendlich groß.
(B) Die Kreisfläche vervierfacht sich.
(C) Die Kreisfläche verdoppelt sich.
(D) Die relative Veränderung ist vom konkreten Radius abhängig.
(E) Die Kreisfläche vergrößert sich um den Faktor $\frac{16}{pi}$.

8. Welchem Präfix entspricht 10^{24}?

(A) Yotta
(B) Giga
(C) Zetta
(D) Tera
(E) Exa

9. Wie viele Quadratmillimeter sind 4,8 Quadratmeter?

(A) 480
(B) 4.800
(C) 4.800.000
(D) 48.000.000
(E) 48.000

10. Welche Bruch-Darstellung für (90,9) % ist korrekt?

(A) $\frac{9}{10}$
(B) $\frac{10}{11}$
(C) $\frac{3}{4}$
(D) $\frac{4}{5}$
(E) $\frac{5}{6}$

11. log(0,01) =

(A) –1
(B) 2
(C) –2
(D) 1
(E) 0

12. Wie groß ist jeder Winkel in einem gleichseitigen Dreieck?

(A) 20
(B) 90
(C) 60
(D) 80
(E) 40

Aufgabenset 4

1. Welchen Wert hat x?

$$\left(\frac{1}{4}\right)^x = 64$$

(A) x = 3
(B) x = −4
(C) x = 4
(D) x = −16
(E) x = −3

2. Was entspricht einem Liter?

(A) 1 cm^3
(B) 100 mm^2
(C) 1 m^3
(D) 1 dm^3
(E) 10 cm^2

3. $\frac{14}{28} - \frac{38}{76} =$

(A) $-\frac{24}{48}$
(B) 0
(C) $\frac{24}{48}$
(D) $\frac{2}{4}$
(E) $\frac{16}{78}$

4. log(10) =

(A) 0
(B) 3
(C) 2
(D) 1
(E) 4

5. Wie viele Minuten sind 1 h 13 min 120 s?

(A) 75 min
(B) 193 min
(C) 65 min
(D) 134 min
(E) 85 min

6. Die Summe der Winkel in einem Kreis ist gleich …

(A) 90 Grad
(B) 320 Grad
(C) 180 Grad
(D) 360 Grad
(E) 380 Grad

7. Welche Bruch-Darstellung für (87,5) % ist korrekt?

(A) $\frac{5}{6}$
(B) $\frac{7}{8}$
(C) $\frac{3}{4}$
(D) $\frac{4}{5}$
(E) $\frac{6}{8}$

8. $\log(10^{-4})-\log(100)=$

(A) −6
(B) 6
(C) 100
(D) −4
(E) 2

9. $f(x)=m \cdot (x-d)^2 \cdot c$
Welcher Buchstabe gibt hier die Steigung an?

(A) f
(B) d
(C) c
(D) m
(E) x

10. $\frac{18}{18}-\frac{8}{4}=$

(A) 1
(B) −2
(C) 100
(D) 0
(E) −1

11. Welcher Zehnerpotenz entspricht die Rechnung $10^4 \cdot (10^3)^2$?

(A) 10^{18}
(B) 10^5
(C) 10^{10}
(D) 10^{12}
(E) 10^9

12. Wie groß ist die Länge eines Quaders, wenn dieser ein konstantes Volumen a besitzt, die Länge der Grundfläche doppelt so breit ist wie die Breite und die Höhe ein Drittel der Länge?

(A) l = Wurzel a
(B) $l = \frac{1}{a}$
(C) l = 3. Wurzel von 6a
(D) $l = a^3$
(E) l = 3a

Aufgabenset 5

1. Eine Vermessung der Schädelumfänge zweier geometrisch ähnlicher Schädel ergibt, dass der kleinere Umfang 90 % des größeren ist. Deshalb ist der Inhalt des größeren Schädels:

(A) ca. 1,6-mal der Inhalt des kleineren Schädels
(B) ca. 1,4-mal der Inhalt des kleineren Schädels
(C) ca. 1,2-mal der Inhalt des kleineren Schädels
(D) ca. 1,1-mal der Inhalt des kleineren Schädels.
(E) ca. 1,8-mal der Inhalt des kleineren Schädels

2. Was ergibt $\frac{10^3}{10^2}$?

(A) 10^{-5}
(B) 10^6
(C) 10^{-1}
(D) 10^5
(E) 10

3. Ein zylinderförmiger Pillenbehälter hat einen Radius von 2 cm und eine Höhe von 8 cm. Wie groß ist sein Volumen?

(A) $16 \cdot \pi \text{ cm}^3$
(B) $32 \cdot \pi \text{ cm}^3$
(C) $64 \cdot \pi \text{ cm}^3$
(D) $100 \cdot \pi \text{ cm}^3$
(E) $120 \cdot \pi \text{ cm}^3$

4. 3 Arbeiter brauchen für eine Arbeit 7 Tage. Wie lange braucht ein Arbeiter für dieselbe Arbeit?

(A) 12
(B) 21
(C) 40
(D) 18
(E) 22

5. Die Ableitung der Funktion f(x) = sin (4x) lautet:

(A) f'(x) = 4 cos (4x)
(B) f'(x) = cos (x)
(C) f'(x) = −4 cos (4x)
(D) f'(x) = cos (4x)
(E) Keine Aussage ist richtig.

6. Der Radius einer Kugel wird verfünffacht. Wie verändern sich (Mantel-)Oberfläche und Volumen?

(A) O = 15× größer; V = 30× größer
(B) O = 5× größer; V = 50× größer
(C) O = 20× größer; V = 125× größer
(D) O = 5× größer; V = 10× größer
(E) O = 25× größer; V = 125× größer

7. Was bedeutet Tera?

(A) 10^9
(B) 10^6
(C) 10^3
(D) 10^1
(E) 10^{12}

8. Welche Funktion ist punktsymmetrisch?

(A) f(x) = cos(x)
(B) f(x) = sin(x)
(C) f(x) = cos(x 90)
(D) f(x) = sin(x 90)
(E) $f(x) = x^2$

9. Welche der folgenden Beziehungen sind richtig?

1. 50 µm sind $\frac{1}{2}$mm
2. 50 nm sind $\frac{1}{2}$µm
3. 50 µs sind $\frac{1}{2}$ms
4. 50 nV sind $0{,}5 \cdot 10^5\,pV$

(A) 1. und 3. sind richtig.
(B) Nur 4. ist richtig.
(C) Alle sind richtig.
(D) 2. und 4. sind richtig.
(E) 1., 2. und 3. sind richtig.

10. Wann schneiden sich die Sinus- und die Cosinuskurve im positiven Y-Achsen-Bereich?

(A) $\frac{\pi}{3}$
(B) 75°
(C) $\frac{\pi}{4}$
(D) 25°
(E) $\frac{\pi}{2}$

11. log(1000) =

(A) 1
(B) 2
(C) 4
(D) 3
(E) 0

12. 1 km =

(A) $10 \cdot 10^3$ m
(B) 10 dm
(C) 10^3 m
(D) 1000 cm
(E) 10000 mm

Aufgabenset 6

1. Ein Gerät kostet 80 Euro. Im Sonderverkauf erhält man 15 % Rabatt und zahlt anschließend 20 % MwSt. auf den reduzierten Preis. Wie hoch ist der zu zahlende Endpreis?

(A) 80,00 Euro
(B) 81,60 Euro
(C) 92,00 Euro
(D) 96,00 Euro
(E) 108,00 Euro

2. Die Ableitung der Funktion $f(x) = 6x - 4$ lautet:

(A) $f'(x)=6x$
(B) $f'(x)=6x-4$
(C) $f'(x)=6 \ -4$
(D) $f'(x)=6$
(E) $f'(x)=6x+4$

3. Die Lungenkapillaroberfläche eines Menschen beträgt etwa 100 m^2. Wie groß ist der prozentuelle Verlust dieser Oberfläche, wenn 10 dm^2 zugrunde gehen?

(A) 0,1 Promille
(B) 0,001
(C) 0,1
(D) 0,01
(E) 0,0001

4. Wie lautet die erste Ableitung von $f(x)=e^x$

(A) $f'(x)=x \cdot e^x$
(B) $f'(x)=e \cdot e^x$
(C) $f'(x)=e^x$
(D) $f''(x)=e^x$
(E) $f'(x)=2,7 \cdot e^x$

5. Für welche Zahl steht der Präfix Atto?

(A) 10^{-19}
(B) 10^{-12}
(C) 10^{-18}
(D) 10^{-15}
(E) 10^{-2}

6. Was ist der $\log_7(117649)$

(A) 5
(B) 8
(C) 7
(D) 45783
(E) 6

7. $\frac{1}{2}+\frac{3}{4}=$

(A) $\frac{4}{6}$
(B) $\frac{1}{4}$
(C) $\frac{4}{5}$
(D) $\frac{6}{4}$
(E) $\frac{5}{4}$

8. $0{,}5\,\text{kg} \cdot 0{,}00007\,\text{g} =$

(A) 0,000035 g
(B) $3{,}5 \cdot 10^{5}$ g
(C) $35 \cdot 10^{-6}$ kg
(D) 0,00035 kg
(E) 0,035 kg

9. Vermindert man eine Zahl um ihre Hälfte und dieses Ergebnis um ein Drittel dieses Ergebnisses, so erhält man 5. Wie lautet die Zahl?

(A) 5
(B) 10
(C) 15
(D) 60
(E) 30

10. Welche der folgenden mathematischen Formulierungen sind richtig?

1. $\frac{a}{b}=\frac{c}{d}$, deshalb ist $a \cdot d = b \cdot c$
2. $\cot(a)=\frac{1}{an(a)}$
3. $a^m \cdot a^r = a^{m+r}$
4. $\log(a \cdot b)=\log(a)+\log(b)$

(A) 1. und 3. sind richtig,
(B) 2. und 4. sind richtig,
(C) Nur 4. ist richtig,
(D) 1., 2. und 3. sind richtig,
(E) Alle sind richtig,

11. Welcher Präfix steht für 10^6?

(A) Giga
(B) Kilo
(C) Deka
(D) Tera
(E) Mega

12. Wenn 80 % der Schüler einen Test mit mehr als 50 % bestehen und 60 % der Schüler Mädchen sind und der Rest Jungen, allerdings nur 30 % der Jungen den Test bestehen, wie viele Mädchen fallen durch? In der Klasse sind 36 Schüler.

(A) Gleich viele Schülerinnen wie Schüler
(B) 14 Schülerinnen
(C) 12 Schülerinnen
(D) 70 % der 60 % Mädchen
(E) 11 Schülerinnen

Aufgabenset 7

1. Welcher Präfix steht für Trillion?

(A) Giga
(B) Exa
(C) Zepto
(D) Peta
(E) Tera

2. Wie viele Minuten sind 1,25 Stunden?

(A) 85
(B) 70
(C) 80
(D) 75
(E) 65

3. Wofür steht das Präfix Yotta?

(A) 10^{-21}
(B) 10^{27}
(C) 10^{-18}
(D) 10^{21}
(E) 10^{24}

4. Wie viele cl sind 17 ml?

(A) 1,7 cl
(B) 0,017 cl
(C) 170 cl
(D) 0,0017 cl
(E) 17 cl

5. Welche Bruch-Darstellung für (18,2 %) ist korrekt?

(A) $\frac{4}{14}$
(B) $\frac{2}{13}$
(C) $\frac{2}{12}$
(D) $\frac{2}{11}$
(E) $\frac{3}{11}$

6. $\frac{10^5}{10^{-3}} =$

(A) 10^2
(B) 10^4
(C) Keine der Antwortmöglichkeiten ist korrekt.
(D) 10^{-4}
(E) 10^{-2}

7. Eine arithmetische Folge beginnt mit $a_1 = 7$ und hat die Differenz 4. Welchen Wert hat das zehnte Folgenglied?

(A) 39
(B) 40
(C) 43
(D) 46
(E) 47

8. $\frac{3}{5} - \frac{6}{10} =$

(A) $\frac{6}{5}$
(B) $\frac{1}{1}$
(C) 0
(D) $-\frac{3}{5}$
(E) $\frac{6}{20}$

9. Bei einem Patienten zählt man in einer Minute 150 Pulsschläge:

1. Seine Pulsfrequenz beträgt 2,5 Hz.
2. Die Pulsperiodendauer beträgt $4 \cdot 10^{-1}$ s .
3. Die Pulsperiodendauer beträgt $\frac{5s}{2}$.
4. Seine Pulsfrequenz beträgt 150 Hz.

(A) 2. und 4. sind richtig.
(B) Alle sind richtig.
(C) 1. und 2. sind richtig.
(D) 1. und 3. sind richtig.
(E) Nur 4. ist richtig.

10. log (0,01) =

(A) 1
(B) −1
(C) −2
(D) 0
(E) 2

11. Wie lautet die Lösungsmenge der Gleichung $x^2 - 4 = 0$

(A) L = {0}
(B) L = {−2, 2}
(C) L = {−2,0, 2}
(D) L = {2}
(E) L = Ø

12. Gibt man zu einer Zahl zwei Drittel ihrer selbst dazu und nimmt davon ein Drittel dieser Summe wieder weg, so bleibt 10. Wie lautet die Zahl?

(A) 7
(B) 10
(C) 24320
(D) 9
(E) 15

Aufgabenset 8

1. Was sind 4 Stunden in Sekunden?

(A) 1080
(B) 1440
(C) 10800
(D) 14760
(E) 14400

2. Wenn eine Krankheit mit 0,1 Promille in der Bevölkerung vertreten ist, bedeutet das:

1. Auf je 10.000 Einwohner kommen durchschnittlich 10 Krankheitsfälle.
2. Auf je 100.000 Einwohner kommen durchschnittlich 10 Krankheitsfälle.
3. Auf je 1.000 Einwohner kommt durchschnittlich 1 Krankheitsfall.
4. Auf je 10.000 Einwohner kommt durchschnittlich 1 Krankheitsfall.

(A) 1. und 3. sind richtig.
(B) 1., 2. und 3. sind richtig.
(C) Nur 4. ist richtig.
(D) 2. und 4. sind richtig.
(E) Alle sind richtig.

3. Ein Radfahrer unternimmt eine mehrtägige Radtour. Am ersten Tag legt er $\frac{1}{6}$ der Strecke plus 70 km zurück. Am zweiten Tag $\frac{1}{5}$ plus 60 km. An beiden Tagen legt er gleich viele Kilometer zurück. Wie viele Kilometer fährt er insgesamt?

(A) 320
(B) 260
(C) 240
(D) 280
(E) 300

4. Berechne folgende Gleichung:
$\log(x) = 5$

(A) $x = 50$
(B) $x = 10$
(C) $x = 100000$
(D) $x = 500000$
(E) $x = 1$

5. In welcher Dimension kann das Volumen nicht angegeben werden?

(A) Milliliter
(B) Kubikmeter
(C) Kubikzentimeter
(D) Quadratmeter
(E) Liter

6. Wie berechnet man die Fläche eines Kreises?

(A) $A= 2\pi \cdot r$
(B) $U=\pi \cdot r^2$
(C) $A=\pi \cdot r^2$
(D) $A = \pi$
(E) $U=\pi^2$

7. Welche Aussage zum Umkreismittelpunkt im Dreieck ist richtig?

(A) Schnittpunkt der Winkelsymmetralen
(B) Schnittpunkt der Höhen
(C) Schnittpunkt der Streckensymmetralen
(D) Schnittpunkt der Schwerlinien
(E) Schnittpunkt der Dreieckseiten

Notizen

8. Die Summe der Winkel in einem Kreis ist gleich:

(A) 360 Grad
(B) 180 Grad
(C) 320 Grad
(D) 90 Grad
(E) 380 Grad

9. Wie ändert sich der Umfang eines Kreises, wenn man den Radius verdoppelt?

(A) Der Umfang vergrößert sich um die zweite Wurzel von 2
(B) Der Umfang halbiert sich
(C) Der Umfang ist $\frac{1}{4}$ so groß
(D) Der Umfang verdoppelt sich
(E) Der Umfang wird viermal so groß

10. Wie viel Prozent sind $\frac{14}{19}$?

(A) ca. 47 %
(B) ca. 84 %
(C) ca. 90 %
(D) ca. 74 %
(E) ca. 20 %

11. 10^5 sind ...?

(A) Zehntausend
(B) Billion
(C) Hunderttausend
(D) Hundert
(E) Milliarde

12. Bei ähnlichen Körpern, wie z. B. den Körpern erwachsener Menschen, verhalten sich folgende Sachverhalte annähernd gleich:

1. Die Körperoberflächen wie die Quadrate der Längen.
2. Die Volumina wie die dritte Potenz der Längen.
3. Die Flächen zu den Volumina wie die Kehrwerte der Längen.
4. Sowohl Fläche als auch Volumen wie die jeweiligen Körperlängen.

(A) Nur 4. ist richtig.
(B) 2. und 4. sind richtig.
(C) Alle sind richtig.
(D) 1., 2. und 3. sind richtig.
(E) 1. und 3. sind richtig.

Aufgabenset 9

1. Eine Dosis von einem Mikrogramm LiO_2 im Blut ist für den Menschen tolerabel. Welcher Konzentration entspricht das bei 5 Liter Blut?

(A) 0,5 Mikrogramm pro Liter
(B) 1 g pro dm^{-3}
(C) 10^{-7} kg pro m^3
(D) 0,2 Milligramm pro Liter
(E) 0,2 Mikrogramm pro Liter

2. Wie verhält sich die Kreisfläche, wenn sich der Radius verdoppelt?

(A) Die Kreisfläche vergrößert sich um den Faktor $\frac{16}{pi}$.
(B) Die Kreisfläche wird unendlich groß.
(C) Die Kreisfläche verdoppelt sich.
(D) Die relative Veränderung ist vom konkreten Radius abhängig.
(E) Die Kreisfläche vervierfacht sich.

3. $10^4 \cdot 10^4 =$

(A) 10^6
(B) 10^8
(C) 10^{10}
(D) 1^8
(E) 1^{12}

4. Wie viel cm entsprechen 5 km?

(A) 50 m
(B) 5.000.000.000 mm
(C) 50.000 m
(D) 500.000 cm
(E) 500 cm

5. 1 Mol Wasser wiegt 18 g. Welche der folgenden Aussagen sind richtig?

1. 18 g Wasser enthalten $6 \cdot 10^{23}$ Wassermoleküle.
2. in 90 g Wasser befinden sich $3 \cdot 10^{24}$ Wassermoleküle.
3. 1 kg Wasser enthält etwa 55,55 Mol Wasser.
4. 1 Wassermolekül wiegt 18 relative atomare Masseneinheiten.

(A) 1., 2. und 3. sind richtig.
(B) Nur 4. ist richtig.
(C) 1. und 3. sind richtig.
(D) Alle sind richtig.
(E) 2. und 4. sind richtig.

6. 3000 nm sind umgerechnet …

(A) $3 \cdot 10^{-6}$ cm
(B) 0,0000003 m
(C) $3 \cdot 10^{-4}$ pm
(D) $3 \cdot 10^{-6}$ m
(E) $3 \cdot 10^{-4}$ mm

Notizen

7. Hat ein Körper eine größere Dichte als ein beliebiger anderer Körper, kann man daraus schließen, dass …

(A) das Verhältnis von Volumen zu Masse größer sein muss.
(B) das Verhältnis von Masse zu Volumen größer sein muss.
(C) er schwerer sein muss.
(D) sein Volumen größer sein muss.
(E) seine Gesamtmasse größer sein muss.

8. Wie groß ist jeder Winkel in einem gleichseitigen Dreieck?

(A) 80
(B) 90
(C) 60
(D) 40
(E) 20

9. Was ist die Ableitung von $f(x) = (2x^2)\,(3^x)$?

(A) $f'(x)=4x\,3^x$
(B) $f'(x)=4x\left(x \cdot 3^x\right)-1$
(C) $f'(x)=18x^2$
(D) $f'(x)=4x\,3^3$
(E) $f'(x)=\ln(x) \cdot 3^x \cdot 4x$

10. Eine Funktion heißt gerade, wenn für alle x gilt: $f(x)=f(-x)$
Welche der gegebenen Funktion erfüllt diese Definition?

(A) $f(x)=\cos(2x-\pi)$
(B) $f(x)=3 \cdot \cos(4x)$
(C) $f(x)=\frac{1}{x^{-1}}$
(D) $f(x)=x^3$
(E) $f(x)=\sin(x)$

11. $\frac{1l}{h}$ können auch angegeben werden als:

(A) $100\,\frac{l}{s}$
(B) $36\,\frac{l}{s}$
(C) $0{,}27\,\frac{ml}{s}$
(D) $1000\,\frac{l}{s}$
(E) $3{,}6\,\frac{ml}{s}$

12. Ein radioaktives Präparat hat eine Halbwertszeit von 6 h. Zu Beginn sind 80 mg vorhanden. Wie viel Milligramm sind nach 18 h übrig?

(A) 5 mg
(B) 10 mg
(C) 20 mg
(D) 40 mg
(E) 60 mg

Aufgabenset 10

1. Gibt man zu einer Zahl x ein Fünftel ihrer selbst dazu und nimmt davon ein Drittel dieser Summe wieder weg, so bleibt 12. Wie lautet die Zahl?

(A) 12
(B) $1{,}33333 \cdot 10^{13}$
(C) 15
(D) 11
(E) 16,66

2. $\ln(e^7) =$

(A) 3
(B) 5
(C) 7
(D) 45780
(E) 4

3. Um welche Art von Funktion handelt es sich bei dieser: $f(x)=4x-3$?

(A) Quadratische Funktion
(B) Lineare Funktion
(C) Logarithmusfunktion
(D) Funktion 2. Grades
(E) Exponentialfunktion

4. Gegeben ist der Datensatz {5, 7, 9, 12, 12, 12, 18, 22, 30}. Wie lautet der Median?

(A) 12
(B) 14
(C) 15
(D) 16
(E) 18

5. Wie viele Minuten hat ein Tag?

(A) 1400 Minuten
(B) 144 Minuten
(C) 1480 Minuten
(D) 1440 Minuten
(E) 14400 Minuten

6. Die Zahl e (2,718) ist bekanntlich die Basis der natürlichen Logarithmen. Dafür gelten folgende Beziehungen:

   1. $e \cdot \ln(x) = x$
   2. $e^x = x$
   3. $\ln \cdot e^x = x$
   4. $\ln \cdot e^x = \frac{x}{e}$

   (A) 1., 2. und 3. sind richtig.
   (B) Alle sind richtig.
   (C) Nur 4. ist richtig.
   (D) 1. und 3. sind richtig.
   (E) 2. und 4. sind richtig.

7. Prüfen Sie folgende Beziehungen:

   1. $10^3 + 13 = 113$
   2. $ax + ay = ax + y$
   3. $a \cdot \log_a(x) = \frac{a \cdot a}{x}$
   4. $e^{-x} = \frac{1}{e^x}$

   (A) Alle sind richtig.
   (B) 1. und 3. sind richtig.
   (C) 2. und 4. sind richtig.
   (D) Nur 4. ist richtig.
   (E) 1., 2. und 3. sind richtig.

8. Die Integralrechnung wird unter anderem benutzt für …

   (A) die Tangentensteigung
   (B) die Flächenbilanz
   (C) das Finden der ersten Ableitung
   (D) die Fläche
   (E) das Finden der zweiten Ableitung

9. Nehmen wir an, die Funktion f(x) = sin(x) erhält den Vorfaktor a. Welche Aussage bezüglich des Verhaltes der Funktion ist korrekt?

   (A) Bei a = 2 verdoppelt sich die Amplitude der Funktion.
   (B) Die Funktion wird um den Faktor a in x Richtung verschoben.
   (C) Bei a = 0,5 halbiert sich die Periode.
   (D) Die Funktion wird um den Faktor a in y Richtung verschoben.
   (E) Bei a = 2 halbiert sich die Amplitude der Funktion.

10. Für welche Zehnerpotenz ist die Vorsilbe pico beschreibend?

   (A) 10^{10}
   (B) 10^{-12}
   (C) 10^9
   (D) 10^{-6}
   (E) 10^{12}

11. Wie lautet der Präfix zu 10^{-18}?

(A) Zepto
(B) Piko
(C) Nano
(D) Femto
(E) Atto

12. Wie viele Voltsekunden sind 293 Lichtampere?

(A) $293\frac{V}{s}$
(B) Keine der Antwortmöglichkeiten ist korrekt.
(C) 586 °C
(D) 141,5 kN
(E) 29,3 bar

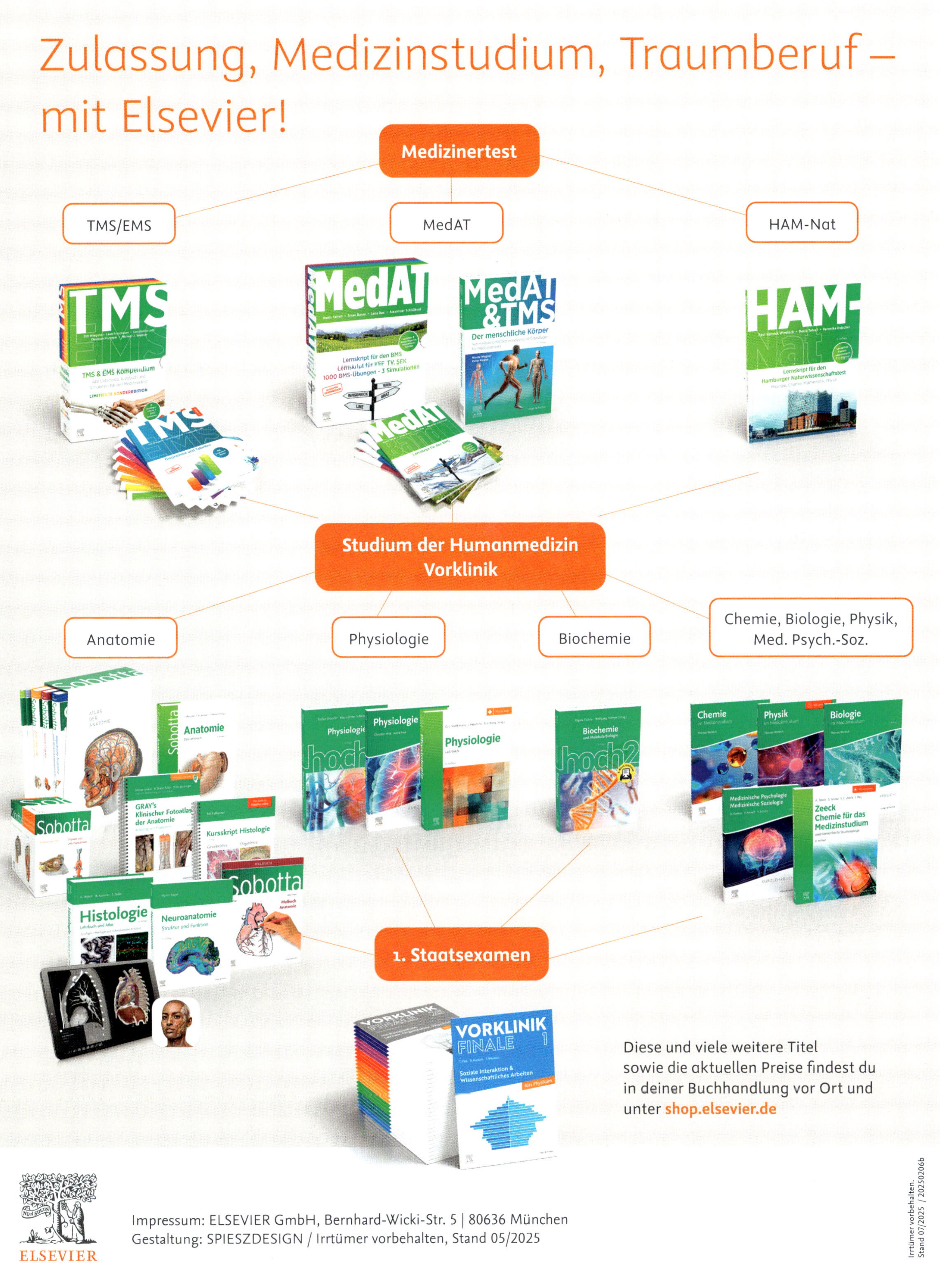
Zulassung, Medizinstudium, Traumberuf –
mit Elsevier!
Medizinertest
TMS/EMS
MedAT
HAM-Nat
Studium der Humanmedizin
Vorklinik
Anatomie
Physiologie
Biochemie
Chemie, Biologie, Physik,
Med. Psych.-Soz.
1. Staatsexamen
Diese und viele weitere Titel
sowie die aktuellen Preise findest du
in deiner Buchhandlung vor Ort und
unter shop.elsevier.de
ELSEVIER
Impressum: ELSEVIER GmbH, Bernhard-Wicki-Str. 5 | 80636 München
Gestaltung: SPIESZDESIGN / Irrtümer vorbehalten, Stand 05/2025
Irrtümer vorbehalten.
Stand 07/2025 / 20250206b